职业危害与女性生殖健康

俞文兰　丁　辉　主编

中国环境出版社·北京

图书在版编目（CIP）数据

职业危害与女性生殖健康/俞文兰，丁辉主编. —北京：
中国环境出版社，2014.10
ISBN 978-7-5111-2103-5

Ⅰ. ①职… Ⅱ. ①俞…②丁… Ⅲ. ①职业病—防
治②女性—生殖医学 Ⅳ. ①R135②R339.2

中国版本图书馆 CIP 数据核字（2014）第 234405 号

出 版 人　王新程
策划编辑　徐于红
责任编辑　赵楠婕
文字编辑　赵　艳
责任校对　尹　芳
封面设计　金　喆

出版发行　中国环境出版社
　　　　　（100062　北京市东城区广渠门内大街 16 号）
　　　　　网　　址：http://www.cesp.com.cn
　　　　　电子邮箱：bjgl@cesp.com.cn
　　　　　联系电话：010-67112765 编辑管理部
　　　　　　　　　　010-67121726 生态（水利水电）图书出版中心
　　　　　发行热线：010-67125803，010-67113405（传真）
印　　刷　北京市联华印刷厂
经　　销　各地新华书店
版　　次　2014 年 11 月第 1 版
印　　次　2014 年 11 月第 1 次印刷
开　　本　880×1230　1/32
印　　张　6.25
字　　数　220 千字
定　　价　44.00 元

前　言

进入 21 世纪以来，伴随着经济全球化进程和我国经济的迅猛发展，人口流动加剧，大量的农村劳动力涌向城市或者城镇从事务工劳动，成为我国劳动力市场的主体。而这个主体中，女性所占的比例逐年增加，目前我国女性就业人数约占全部从业人员的 45%。这一特殊劳动群体的生存状况、劳动条件及其健康影响（包括生殖健康）引起了社会各界的关注。

2008 年我国启动了《女职工劳动保护条例》的修订工作，全总女工部协调各部委及有关部门进行了大量调研。国务院于 2012 年 4 月颁布了修订后的《女职工劳动保护特别规定》，《女职工禁忌劳动范围》作为附录列示。从此，我国女职工的劳动保护进入了一个新的阶段。近几年来，中国疾病预防控制中心与相关省级疾控中心、职业病防治院（所）及有关专业机构协作，开展了女工职业卫生与生殖健康状况的调查研究，内容涉及女工的生殖及职业卫生状况、生殖危害因素及其对生殖健康的影响、现代用工制度下女工的职业和心理健康以及女工的职业健康保护等问题。调研取得了满意的结果，为大家了解当前我国流动女工的职业卫生状况提供了可供参考的资料，这是我们为应对新时期女工保健的挑战所跨出的重要一步。

总结前人的研究成果，目的是为了激励一代又一代的妇女劳动卫生工作者不断努力，创新工作，通过"政策支持、多方协作、缜密设计、继续探索"的科学研究和社会实践，更广泛、更深入地开展研究，以期社会各界更多关注女工职业卫生的重要性及迫切性，为实施现代用工制度下女职工健康保护的立法、监管和技术保障提供科学依据。

职业女性在家庭和经济社会中扮演着至关重要的角色，其健康意识与行为方式将直接或间接影响一个家庭、一个群体的健康乃至人口素质和社会发展。本书旨在提高我国企业管理人员和职业女性自身的防病意识,将关注的重点从疾病本身转移到预防疾病和主动的自我健康管理。同时,旨在推动国内学者继续深入开展系统的研究。

　　本书的出版得到了吴维皑、梁友信、宋文质、陶永娴等咨询专家的大力支持,引用了蔡世雄、保毓书、周树森、赵树芬、王箓兰等为代表的老一辈妇女劳动卫生专家的一些文献资料,并得到了相关省(市)疾病预防控制中心、女工职业健康研究协作组成员单位的大力支持、参与和奉献。在此,我们真诚感谢所有支持女工劳动卫生工作和参与本书编写的专业人员!

　　由于我们的调研还有待进一步深入,加上前20年我国妇女劳动卫生研究的缺失,相关资料收集整理过程有些艰难,书中难免会出现一些不足,敬请大家多提出宝贵意见!

编者

2014 年 10 月 11 日

目 录

第一章　女性健康对人口素质及社会发展的影响

第一节　社会性别主流化

从社会性别的视角出发，分析生殖健康的两性差异、女性生殖健康中存在的问题及其影响因素，对于促进女性健康的相关政策的完善具有积极作用。促进性别平等和女性生殖健康对于实现人口、经济、社会可持续发展具有重要意义。

一、社会性别的概念

生理性别代表了我们与生俱来的自然属性、生物属性，指男性和女性之间生物学、解剖学意义上的差异。而"社会性别"则表现为"男性气质"和"女性气质"，代表了男性与女性的文化特征。它与解剖学意义上的生理性别之间不存在必然的、本质的关系，强调的是社会因素而非自然因素。

与生理性别不同的是，社会性别不是与生俱来的，而是可以后天习得。人类在社会文化适应中、在支配和被支配中获得了性别认同，形成了男女角色、性格地位、行为特征等方面的差异，并且作为一种强大的意识形态影响着社会分层系统以及个体的生活，并渗透于人们的思想与行为之中。

社会性别是指人们认识到的基于男女生理差别之上的、实际存在的社会性差异和社会性关系，是社会文化及其制度造就的对男女两性及两性关系的期待、要求和评价；社会性别概念被社会学家用来描述在一个特定社会中，由社会形成的男性或女性的群体特征、角色、活动、责任以及行为方式的综合体现。

社会性别理论的形成有一个历史过程，卢梭人权观认为女性气质应当是"温柔"、"服从"、"脾气好"等。提出社会性别概念的是英国女权运动最著名的领导人、被称为世界女性运动的鼻祖——玛丽·沃斯通克拉夫特，她在批评卢梭人权观的同时，提出关于"社会塑造女性"的论述，强调性别的社会性、性别歧视等社会性问题。英国女学者安·奥克利（Ann Oakley）也认为，人在生物学意义上的性别与他们以后的性别定位并不一定相符，从而提出了生物性别与社会性别的区分。

此后，西蒙·德·波伏娃在《第二性》（The Second Sex）中阐述"女人与其说是生就的，不如说是逐渐形成的"，女性可以拒绝社会和文化强加给她们的各种束缚与限制，这是社会性别概念的进一步发展。

1988 年，美国史学理论家琼·斯科特在《对社会性别和政治的进一步思考》中把社会性别定义为：社会性别"是组成以性别差异为基础的社会关系的成分；是区分权力关系的基本方式"。这种权力关系直接体现为男性的统治和支配地位、女性的被统治和被支配地位，男性的主体地位、女性的客体地位。通俗地讲，社会性别可以理解为"社会文化中形成的对男女差异的理解，以及社会文化中形成的属于女性或男性的群体特征和行为方式"。

二、社会性别公平与社会性别主流化

人们最初是在同男性的比较中，发现女性与男性的社会差异，感受到社会对女性的歧视，进而提出男女平等的要求，争取女性的平等权利，推进了女性解放和发展的进程。人类社会争取男女平等的进程从没有停顿，人们不断地反思和探讨性别歧视存在的根源，总结各种不同的发展模式的经验和教训，寻找争取性别平等和可持续发展的理论、战略和机制，提出了社会性别平等和社会性别主流化的理念。

社会性别公平指根据男性和女性的不同需求给予公平待遇，这可以包括给男女劳动者同样的待遇和机会，也可以包括给男女劳动者不同的福利待遇和机会，还包括为了实现性别平等而采取的倾斜性措施或临时性特别措施。如女职工的产假，就是根据女职工的不同需求，给予女职工的与男职工不同的待遇，但它体现了社会性别公正。

社会性别主流化是人类社会为争取男女平等长期奋斗的经验总结与共识。社会性别主流化以实现社会公正和可持续发展为目标，以基本人权框架为基础，以消除性别歧视、实现性别平等为目的，通过制度、法律、政策的改革消除性别歧视，把女性赋权作为实现性别平等的中心，强调男女共同参与和受益。

社会性别主流化是国际社会的共识，促进性别平等、缩小社会性别差距的有效方式。社会性别主流化以基本人权框架为基础，以消除性别歧视、实现性别平等为目的，形成了不同于男女平等的新概念。社会性别主流化的出发点和目标是逐渐消除社会性别歧视，实现社会性别平等和社会性别公正。

社会性别主流化的最终目标是实现社会性别平等。社会性别主流化本身并不是一个目标，而是实现社会性别平等的一种手段。通过使性别意识和议题成为社会发展的目标、策略和行动，从而实现性别平等的最终目标。

（1）社会性别问题涉及政治、经济、文化和社会的方方面面，同时是男女两性的问题，没有全社会的关注和行动，没有男性的改变和参与，不可能从根本上解决社会性别平等问题。如果把社会性别问题看成是单纯的女性组织的问题，或某一个具体领域的问题，就会导致社会性别问题女性化。

（2）社会性别平等问题应纳入社会发展宏观决策的主流，把社会性别主流化作为社会发展战略，贯穿社会发展全过程，国家在各个领域和层面的任何发展计划，包括立法、政策或发展项目，都充分体现对社会性别议题的关注，通过改变社会政治、经济、文化和环境，使两性平等参与社会发展。

（3）促进社会性别平等、实现社会性别主流化首先是政府的责任，特别是各级政府主要领导者的责任。只有政府充分履行对性别平等的承诺，才能提高女性地位机制的权威性、影响力和效率。

（4）性别平等标准应当破除传统性别角色定型，即所有人，不论男女，都在不受各种成见、传统角色分工和歧视的限制下，自由发展能力和自由做出选择，指男人和女人享有平等的权利、义务、责任、机会、资源、待遇和评价。传统性别观念有两种偏颇的表现，一种是以传统的男性行为为标准，使女性变得和男性一模一样；或者过分强调两性生理差异把"男主外、女主内"当成社会性别平等。

（5）男性和女性应享有基本人权框架下的所有平等权利，即女性和女童的权利是所有人权和根本自由中不可剥夺的和不可分割的一部分而不是由于性别、城乡、年龄、生产力发展水平等限制，男性或女性只能享有一定范围内的、有等级差异的权利。

（6）导致性别不平等的重要原因是社会性别角色分工及与其相适应的社会性别机制，即政治、经济、文化、教育、阶级、种族等等对性别差异的复杂作用。而社会收入水平和经济发展水平、传统观念，是社会性别歧视的影响因素。

（7）女性是参与社会发展的主体。倾听女性的声音、发动女性参与决策、注重提高女性的权利和能力，使女性平等地分享社会发展的各项成果是实现社会性别平等的核心。

（8）社会性别主流化前提条件需要强有力的政治承诺和可持续的政策机制。生产力发展不会自然而然带来女性地位的提高，如果把经济发展和性别平等对立起来，牺牲弱势群体的利益以求得经济发展，这种片面发展观和经济决定论必定会导致性别平等的停滞和倒退。

三、关于社会性别角色和社会性别角色定型

社会性别角色是指在某一既定社会、社区或人群中，人们所认为的女性或男性的行为。社会给男人和女人分配了不同的角色和机会，人们的角色被社会化了。社会性别角色描述哪些活动、任务和职责被视为男性行为，哪些被视为女性行为。社会性别角色受到年龄、阶层、种族、民族和宗教信仰的影响，也受到地理、经济和政治等环境因素的影响。

社会性别角色逐渐被固定和强化，变成人们的一种社会期待、规范、评价和行为规范，社会期待一种性别的人应该干什么，不能干什么，这就是社会性别角色定型，社会性别角色定型往往是不自觉的。许多影响因素可以引起社会性别角色和劳动分工的变化，如经济发展水平、教育普及程度、科学技术、突发性危机等。如社会转轨时期，大批农民流入城市从事务工劳动，留守女性不仅要承担家务劳动，还要承担原先由男性承担的农业生产劳动，还有大批农村女性流入城市从事务工劳动。社会性别角色的形成是一个社会化过程，也是一个社会学习和社会教育的过程。社会性别关系常常在社会制度（如文化、资源分配、经济体制等）以及个人社会化的过程中得到传递、巩固和复制。

第二节　生殖健康的性别差异

20 世纪初，国际社会提出了生殖健康的概念。其主导思想是女性在承担生育职责时可能面临健康风险，保障女性生殖健康就是尽可能消除她们在怀孕和分娩时面临的各种健康风险，并提供相应的信息、教育和服务。1988 年，WHO 从生理、心理和社会三个方面给生殖健康下了定义：人们有能力并能调节他们的生育，女性能安全妊娠并分娩；妊娠得到母婴存活和健康的结局；夫妇有和谐的性

生活而不必担心非意愿妊娠和染上疾病。并建议生殖健康和有关政策及项目包含四个方面：（1）生育调节；（2）孕产妇保健；（3）婴幼儿保健；（4）控制性传播疾病。这些最初的定义为生殖健康奠定了基本的框架，其中包括有关健康的指标和相应的服务要求，并明确地把性健康列为生殖健康的一个组成部分，还提出了防止非意愿妊娠的问题。

一、生殖健康的意义

1994 年，WHO 的生殖健康定义：生殖健康是指生殖系统及其功能和过程中所涉及的一切事宜，身体、精神和社会等方面的健康状态，而不仅仅指没有疾病或不虚弱。生殖健康意味着：（1）人们能够有满意而且安全的性生活；（2）有生育能力；（3）可以自由而负责任地决定生育时间及生育数目；（4）夫妇有权知道和获取他们所选定的安全、有效、负担得起和可接受的计划生育方法；（5）有权获得生殖保健服务；（6）女性能够安全地妊娠并生育健康的婴儿。此概念将生殖健康从生育阶段扩大到整个生命周期，并且提出为保证生殖健康所需要的健康服务。2001 年，《中国 21 世纪人口与发展》白皮书确定了人口与发展问题的战略目标，并指出中国在生殖健康方面的重要任务：大力推进生殖健康优质服务，提高出生人口素质，保障女性儿童权益。

二、生殖健康的理论内涵

目前，生殖健康的概念已远远超出传统生物医学的范畴，是一个包括生理、心理、社会适应，并充分强调人的生殖权利的概念。其理论内涵包括：

（1）生殖健康不只是同女性生育相关的健康状态，它涵盖女性生命周期的各个阶段，而且还包括男性和青少年的健康需求。

（2）由于生理与社会的原因，生殖健康研究应以女性为中心。

其中，女性的生殖权利是生殖健康问题的核心，是实现生殖健康的重要途径。

（3）生殖健康是一个多元发展的概念，它促使人们突破传统医疗保健模式，从更广阔的视角认识和解决健康问题，并揭示了生殖健康状况受社会政治、经济、文化、卫生条件的制约。

三、生殖健康的性别差异

生殖健康的性别差异包括生理、心理，以及社会文化等方面。这三者相互关联且互相影响，主要表现在：

1. 生理差异

生理性别是生理学、生物学意义上对人的区别，简称性别，指普遍存在的男性和女性的生理差异，是将女性与男性区分开的生理特征。如女性和男性有不同的生殖器官、染色体、第二性征，产生不同的激素。生理性别是先天形成的、从母体一出生就可以识别的，而且是很难改变的。

（1）女性是生育的载体，直接经历由妊娠到分娩的全过程，其健康风险大于男性，而且生育的次数越多，健康风险也就越大。全球每年有近 60 万女性死于与妊娠相关的疾病，还有 5 000 多万女性曾罹患产后后遗症。

（2）女性要经历经期、孕产期、哺乳期、更年期等各个生理阶段，这就决定了女性的一生要经受比男性更多的健康挑战，有着不同于男性的特殊需求。女性从幼儿期一直到老年期都可能罹患生殖系统的疾病，生殖系统疾病在女性疾病总数中所占比例很高，尤其近年来生殖系统恶性肿瘤、环境与行为因素所致疾病有所上升。

（3）女性是生育调节的主要承担者，女性在人口控制方面肩负着比男性更大的责任。从我国育龄夫妇避孕节育方法整体来看，大多以女性采取节育措施为主，同时由于她们常常得不到相应的保健知识与服务，面临意外怀孕和流产的风险；怀孕间隔太密和不安全流产所致的健康问题是女性面临的又一风险。

（4）由于生理和社会的原因，女性比男性感染性病、艾滋病病毒及其他性传播疾病的风险更大。全球女性患性传播疾病的人数是男性的 5 倍多，每两分钟就有一名女性死于性病或性传播疾病。在我国，生殖道感染也呈现上升趋势，一些地区女性患病人数达到60%以上。此外，女性也更容易受到性暴力的侵害，如强奸、强迫卖淫和其他性虐待等。

2. 心理差异

在迅速变迁的社会中，女性群体面对冲击时的心理承受能力较男性差，女性自杀比例高于男性，近年有所好转，女性心境恶劣的比率是男性的 2 倍，心理健康问题也更加突出。尤其是流动女工的心理问题出现上升趋势，表现为焦虑、抑郁、强迫、恐怖、人际关系敏感、偏执、敌对等。频繁的流动使流动人口产生社会适应不良及缺乏安全感等问题，引发焦虑等负面情绪。流动女工心理健康的主要影响因素有职业紧张、家庭及社会支持、心理准备与打工期望、工资收入、对城市生活的适应能力、文化程度以及从事的工作性质等，其中经济收入与就业压力、人际关系的冲突是流动女工主要的心理健康风险因素。

3. 社会文化的差异

（1）女性在经济收入、受教育程度和卫生保健方面与男子相比还存在一定的差距，这种在社会经济和文化活动中的弱势地位，使女性面临的问题更加突出，如遗弃女婴、早婚早育、不安全流产等。近年来，家庭暴力也成为危害我国女性健康的公共卫生问题。

（2）随着全球经济一体化步伐的加快，一部分女性在经济领域中的地位更加边缘化，比如流动女工现象，她们被迫在条件简陋、存在有毒有害因素的环境中从事长时间、高强度、低报酬的体力劳动。由于男性与女性对各种职业有害因素的敏感性不同，许多女性特别是孕期和哺乳期女性，在有毒有害的环境中作业，会导致比男性更加严重的健康后果。

第三节 生殖损伤及其影响因素

　　相关调查结果表明，80%以上的女性存在健康问题，妇科疾病的发病率存在升高趋势，尤其是年轻的女性，由于性生活过早、性生活不洁、性伴侣多等不良生活方式，生殖健康堪忧。同时，工作压力增大、生活节奏加快也是导致妇科疾病高发的重要因素，大多数女性平时忙于工作和学习，忽视自身的健康状况，往往导致不良后果。尤其是，很多患有严重妇科疾病的年轻女性，自己不以为然，不愿意接受治疗。妇科疾病造成的危害很大，如不及时治疗，不仅影响生育，还可引发癌变和其他后遗症。

　　据 WHO 公布资料显示，中国女性中 40%患有不同程度的生殖道感染等妇科疾病，已婚女性的患病率则高达 70%，也就是说，中国大约有 3 亿女性患有这种疾病，大大超过了感冒的发病率。据国家计生委生殖道感染干预工程专家对某地的抽样调查结果显示，约有 51%的女性患有生殖道感染而不自知。生殖道感染已给广大女性工作和生活造成了很大的困难和痛苦。

　　全球每年新增乳腺癌患者达 120 万，每年约有 50 万人死于乳腺癌，全球每 1 分钟就有一人死于乳腺癌！每 26 秒钟就有一名女性被诊断出患有乳腺癌。乳腺癌已经成为威胁女性健康的第一杀手！我国主要城市近 5 年来乳腺癌的发病率增长了 37%。

一、生殖损伤

　　生殖过程一般是指自配子形成直到胎儿娩出的整个过程，是许多复杂的生理过程的综合。生殖过程包括：配子的形成，即精子和卵子的发生；丘脑下部—垂体—生殖腺（睾丸和卵巢）的内分泌调节；配子释放，即排卵、排精；性周期及性行为，受精；受精卵经过卵裂，胚泡形成；合子转运，在子宫内着床；胚胎发生；器官形成；胎儿发育；分娩；出生后的新生儿生长发育，经过婴儿期、儿童期，直至青春期性成熟，进行新一代的繁殖。如此循环不已，保证种族的延续（见图 1-1）。

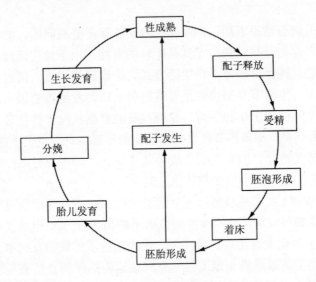

图 1-1　女性生殖环

由女性的生殖环可知，在生殖功能的全部过程中，任何一个环节受到危害因素的影响都会造成生殖功能障碍或不良生殖结局，造成生殖损伤。环境因素对女性生殖功能的不良影响也可以导致生殖损伤，主要表现有：

（1）月经异常：月经周期异常，月经过多，痛经。

（2）生殖内分泌功能失调。

（3）早早孕丢失。

（4）不孕或生育力下降。

（5）早期胎儿死亡，指妊娠 28 周前胚胎或胎儿死亡，即自然流产。

（6）晚期胎儿死亡，指妊娠 28 周后死胎。

（7）分娩时胎儿死亡，即死产。

（8）妊娠及分娩时疾病：如妊娠高血压综合征，宫缩无力，胎儿窘迫等可能危及胎儿的妊娠或分娩并发症的发生率增高。

（9）分娩时胎儿胎龄的改变：如早产或过期产。

（10）新生儿性别比的改变，指新生儿中男、女婴性别比的改变。

（11）胎儿发育异常，出现畸胎或其他先天缺陷。

（12）胎儿发育迟缓，如低出生体重儿或小于胎龄儿的出生。

（13）早期新生儿死亡，指出生后 1 周内的新生儿死亡。

（14）婴儿期死亡：婴儿死亡率增高。

（15）儿童期死亡：儿童死亡率增高。

（16）儿童期恶性肿瘤的发生。

二、工作场所有害因素

工农业生产活动不仅对环境造成不利影响，如工业生产造成大气污染、水污染和工作环境污染，农药使用造成的食品污染，生活环境中冬季采暖、房屋装修、吸烟等造成室内空气污染等，环境因素反过来对人的健康也可能带来有害的影响。

（一）影响女性生殖健康的职业性有害因素

从事工农业生产或科学技术工作，经常可以接触到多种化学的、物理的以及生物性的职业有害因素，如果缺乏良好的劳动保护，可以引起职业病的发生。许多职业有害因素对男性和女性生殖健康有着不良影响。

（1）物理因素：主要包括气温、气湿、气流等气象条件因素；X射线、γ射线、高频电磁场、微波、红外线、可见光、紫外线等电磁辐射；噪声、超声波、振动、高气压、低气压、高温、低温等。

（2）化学因素：包括各种工业生产过程中可接触到的各种原料、中间产物和成品；工业生产排出的废气；农业林业生产接触到的农药、化肥等。常见的有重金属、有机溶剂、农药等。

（3）生物因素：包括各种病原微生物，如布氏杆菌、炭疽杆菌以及梅毒螺旋体、弓形体，肝炎病毒、艾滋病毒等，林业劳动、实验室工作人员可接触到以上生物因素。

（4）其他因素：社会文化因素、劳动组织、高新技术带来的危害等。

（二）影响胎儿发育的有害因素

宫内环境对胚胎和胎儿的发育有直接影响，宫内环境条件又取决于外界环境及母体的状态。造成生殖损伤的因素很复杂，不是所有来自环境的有害因素都会影响生殖健康。当有害因素具有生殖发育毒性时，可导致生殖损伤。为保护生殖健康，提高人口素质，有必要普及生产生活环境中有害因素对生殖健康影响的有关知识，使人们增强自我保护意识，采取有效的防护措施，保护和增进生殖健康。

（1）外源性有害因素：来自母体生产生活的环境，存在各种物理因素、化学因素和生物因素等环境因素通过母体对胎儿发育产生影响。

（2）母体因素：妊娠时母体的营养状况、疾病，均可影响宫内环境，从而对胚胎及胎儿发育产生影响。

（3）胎盘因素：胎盘受压可影响胎盘血流量，出现组织病理学改变，如胎盘梗死、钙化、脐动脉内膜发生病变等，可导致胎盘供血不足，或胎盘功能不良，凡此等等均可影响胎儿发育。

（4）缺氧：母体缺氧或胎盘因素引起的缺氧，对胚胎或胎儿发育，尤其是神经系统发育有不良影响。母体疾病、职业中毒、分娩异常等情况下的缺氧，往往可对中枢神经系统造成不能恢复的损伤。

三、影响女性生殖健康的社会文化因素

影响男女两性健康的因素很多，其中最重要的是社会文化行为因素，如社会、经济、文化、心理、伦理以及服务体系等因素，也包括生殖健康相关知识的宣传教育、人们对生殖健康的知识、信念

（态度）、行为等。生殖健康中的两性差异与不平等是广泛而深刻的，而造成生殖健康中性别不平等并影响女性生殖健康的因素则主要表现在社会文化行为方面。

将社会性别概念引入生殖健康领域，可以帮助我们重新审视现有的医疗卫生服务体系和保障制度，发现男女两性在享有生殖健康资源和健康服务上的差异与不平等，使人们深刻认识性别文化机制和以男性为中心的传统生育观念给女性健康带来的影响，并从增强女性权力和地位的角度促进人类的生殖健康。

（一）女性在发展过程中的边缘化地位

受历史文化条件的影响，女性在社会发展进程中还处于边缘化的地位，其中，尤以经济和文化教育的弱势地位对女性生殖健康的影响最为突出。在贫困地区，女性受教育程度低，经济收入低，其健康比男性更容易受到损害。与贫困相伴而来的常常是营养不良、女性地位低下、缺乏医疗卫生服务等。因此，贫困地区的女性由生育原因所致的生殖系统疾病和相关的死亡高于经济发达地区。在文化教育方面，我国 12 岁以上人口中有文盲和半文盲中女性占 70%，教育缺乏的女性难以获得基本卫生保健知识与信息，缺乏预防疾病和维护自身健康的能力。研究表明，女性受教育程度与女性的生殖健康状况呈正相关，孕产妇死亡率以小学文化程度为明显的分界线，生育率和多胎率以初中文化程度为明显的分界线，女性受教育程度越高，孕产妇死亡和多胎生育就越少，更有能力有效地控制与维护自身健康。可见，加强女性培训教育，提高女性文化程度，增强女性在经济文化领域里的权利，改变其边缘化地位是实现女性生殖健康的关键环节。

（二）女性生殖健康权利的缺失

健康是生命的资源，也是每一个公民的基本权利，女性的健康权利是女性获得发展的前提和基础。但是在我国部分农村地区，女性虽然是生育的主体，但是她们的生育意愿却常常被忽视，女性缺乏生殖健康自主权的问题依然存在。女性在生育时间和生育行为上往往不能反映其个人意愿，而是体现了其丈夫或长辈的意愿。正如内罗毕战略指出的：女性控制自身的生育力是她们享受其他权利的主要前提；缺乏自主权的女性，其健康状况必定得不到保障。忽视女性健康权利的现象不仅存在于家庭，也存在于社会各领域，女性不同的生理、心理需求往往不被考虑，比如在节育方面，女性的知情选择权常常被侵犯。

此外，一些部门在制定、管理、评估健康项目时，没有吸纳女性参与健康决策，妨碍了女性的健康进程，因此许多国际机构和国家政府部门把赋予女性权利作为改善女性生殖健康的突破口。

（三）传统性别文化下的健康资源配置

凡是涉及女性生殖健康的问题，都会与社会对女性的价值判断联系在一起。新中国成立以来，我国在意识形态领域大力倡导性别平等，女性的生殖健康状况获得了很大的改善。但是毋庸置疑，在传统观念的影响下，以男性为中心的价值观还决定着社会和人们的思想与行为，一些社区和家庭在资源配置和医疗卫生服务方面忽视女性的价值和权利。有研究表明，在享有医疗保健的机会方面男孩与女孩存在明显差异，在西北贫困农村，男孩从患病到去医院就诊的时间较短，而女孩患病则常有拖延。

（四）医疗卫生服务的性别盲视

近年来国内开展的生殖健康项目中，满足服务对象的需求被放在一个突出位置，医疗卫生服务部门在生殖健康实践中不断更新观念。但是，从我国基层农村生殖健康服务的情况看，仍然存在着性别盲点，如农村基层卫生保健部门普遍缺少女乡医，直接影响到广大农村女性对生殖健康服务的利用，这一问题在农村妇科病防治和孕产期保健中尤为突出，农村女性常常因为不愿意接受男医生的检查而贻误病情。如果我们从社会性别的视角审视现存的生殖健康服务，就会发现女性在卫生医疗体系中所处的不利地位。缺乏社会性别意识，忽视女性的需求与参与，常常使农村生殖健康服务达不到应有的效果。

（五）性别文化规范制约女性的健康选择

女性缺乏自我保健意识也是妨碍女性享有健康资源的重要因素。以男性为中心的性别文化制约了女性的健康选择，许多女性在性生活中处于被动地位，只是为了满足丈夫的性需求；不敢主动采取避孕措施导致意外怀孕而不得不施行人工流产；性别文化规范已不知不觉地内化于女性的意识与行为之中，制约着女性的健康选择。

第四节 生殖健康与人口素质

一、人口素质的影响因素

根据生殖健康的新概念，人们享有安全、和谐的性生活，家庭生活幸福美满；女性有权决定是否生育，安全地进行妊娠、分娩及获得高素质的健康的婴儿是生殖健康的重要目标和核心内容。

决定出生人口素质的是胎儿质量。影响胎儿质量的因素如下。

（1）遗传因素。即父母的遗传素质和胎儿的基因型。胎儿的基因型控制着胎儿的生长发育和胎体对外源性环境因素的感受性。如不同的人对同一种有害化学物的敏感性有所不同，在妊娠早期接触同一种致畸物，其致畸效应却有所不同。不同种族的女性在接触同样致畸物时，其子代畸形发生率也明显不同。

（2）父母的健康状况及行为习惯。父母患病，尤其是母亲患病，对胎儿生长发育有不良影响。母亲患遗传病、精神病、传染病、糖尿病等，子代先天缺陷发生率均明显增高。母亲为糖尿病患者，子代先天缺陷发生率可达 6%～9%。父母患有生殖系统疾患如生殖道感染，对胎儿亦有不良影响。另外，父母有一些不良行为习惯也可以影响胎儿健康，如吸烟、酗酒、吸毒、不洁性行为和不良卫生习惯等。

（3）母体营养状况。母体营养状况良好是胎儿获得良好生长发育的必要条件。孕期缺乏某一种必要的营养素会影响胎儿的正常发育，如叶酸缺乏可导致神经管畸形的发生。另外，孕期心理状况及精神因素，也可影响胎儿健康。

（4）环境因素。生活或工作环境中的外环境因素，可通过母体或于受精前损伤男性或女性的生殖细胞对胚胎或胎儿发育产生影响。母亲孕期生活或工作中接触环境有害因素，可影响胎儿发育。如居住在高氟地区，胎儿可能发生先天性氟中毒；工作或生活环境受铅污染可影响胎儿脑发育；母亲孕期感染风疹，胎儿易患先天性风疹综合征等。对于职业女性来说，工作环境中接触某些化学物（有机溶剂、重金属、农药等）、粉尘、物理因素（噪声、振动、电磁辐射）、生物因素等都会影响到胎儿发育。

（5）医疗卫生服务。女性于孕前期、孕期、分娩期能够得到的医疗服务水平，对胎儿质量有一定影响。如孕前患有某些不宜怀孕的疾病，如未能得到医学指导而妊娠，可影响胎儿的生长发育导致低出生体重；孕期工作中接触氯气引起急性中毒，出现肺水肿、呼吸困难、严重缺氧，造成胎儿脑损伤；分娩期胎儿出现宫内窘迫，未及时处理，出生后重度窒息，出现脑瘫等。这些情况如果医疗卫生服务完善，胎儿的损伤可以避免。因此，医疗卫生服务质量是影响胎儿质量的重要因素。

（6）社会经济文化因素。经济发展水平及社会文明程度对人口素质有着重要影响。如经济落后地区出生缺陷率、婴幼儿死亡率明显高于经济发达地区，如山西省是我国的一个煤矿大省，由于煤矿工业危害的影响，加上当地居民文化素质较低，人口出生缺陷率明显高于其他省（市），每1万出生人口中有将近140名出生缺陷儿童。

提高胎儿质量是提高出生人口素质的重要基础，是生殖健康的重要目标之一。"人人享有生殖健康"，使家庭生活幸福美满，使出生人口素质不断提高，关系到人类未来的发展。

二、提高出生人口素质的重要性

控制人口数量，提高人口素质是我国的基本国策。未来国际竞争的实质是经济和科技实力为基础的综合国力的较量，归根结底是人才的竞争。没有高素质的人才，生产力就难以高速发展，社会主义现代化建设就难以顺利进行。所以，提高人口素质是关系到国家前途命运的大事。人口素质是指人口总体的身体素质、文化科学素质、思想道德素质等综合素质，全面反映了人口总体的质量。人口素质是关系到民族的兴旺发达、国家的繁荣昌盛、国家民族发展前途的大问题。

身体健康素质是人口素质的重要方面。而出生人口素质，也就是新生儿出生时的身体素质，对人口总体的身体健康素质影响极大。为了提高人口素质，必须从提高出生人口素质做起。据有关研究估算，我国每年有 20 万～30 万肉眼可见的先天畸形儿出生，加上出生后经过一段时间才显现出来的先天缺陷，先天残疾儿童总数高达 80 万～120 万人，占每年出生人口总数的 3%～5%。其中最常见的有先天性心脏病、神经管畸形、唇腭裂、智力低下、先天聋儿等。大量病残儿的出现，严重影响着人口素质的提高，并且给家庭和社会造成很大负担。因此，积极采取各种预防保健措施，减少病残儿的出生，提高出生婴儿的体质和智能潜力，从而提高出生人口素质。

三、出生人口素质评估

为了提高出生人口素质，掌握不同地区乃至全国出生人口的质量状况，发现存在问题，研究相应对策，对进一步提高出生人口素质是十分必要的。妇幼保健人员对新生儿定期进行宫内生长发育情况的监测，判断有无先天畸形及其他先天异常是进行出生人口素质评估的基础工作。新生儿出生时的生长发育水平和健康状况，是评估出生人口素质的重要指标。

出生人口素质评估的常用指标有：

（1）体格发育评估。根据身长、体重、头围、胸围、上臂围等形态指标的测量进行判断。在进行个体评价时，应观察这些指标是否达到了正常值范围。当进行不同地区、不同人群的群体评价时，则需应用这些指标的平均值进行比较。体格发育指标是新生儿身体素质的重要指标，不仅仅是体格发育的外在指标，且往往可反映身体内部器官的发育状况。而某些成年人疾病的发生，与胎儿期宫内发育及出生后 1～2 年时不良因素的影响有关。

（2）先天缺陷患病率。是指每 1 000 名活产婴儿中先天缺陷儿的例数。先天缺陷患病率的高低是评估出生人口素质的重要指标。值得注意的是，许多先天缺陷在出生时（或出生后最初几天内）往往难以发现，出生后通过定期随访才能确诊。

（3）神经发育评估。胎儿器官系统的形成，需要经过器官发生、组织形成、功能成熟几个阶段。而神经系统是器官发生最早而功能成熟最晚的，需到出生后 2 岁时，才能发育成熟。出生时大脑皮质下中枢的发育已较成熟，初生婴儿的活动主要由皮质下系统调节，随着脑实质逐渐增长、成熟，活动转为由大脑皮质中枢调节。因此，神经发育的评估，可进行新生儿行为的测定，此外，尚应进行婴儿期及以后的神经发育评价。

新生儿行为能力的表现主要有：视觉、听觉、嗅觉、味觉和触觉、习惯形成和成人相互作用 7 个方面，通常采用新生儿 20 项行为神经测定方法（NBNA）测定。NBNA 可对足月窒息儿精神发育的预后进行预测，以便早期发现新生儿脑功能异常，还可用于测定宫内暴露于某种环境因素时，对胎儿神经发育的影响。

（4）新生儿死亡率及婴儿死亡率。指每 1 000 个活产儿中，未满28 天的新生儿死亡数，及未满 1 周岁的婴儿死亡数。低出生体重、先天缺陷、新生儿窒息等是新生儿死亡的主要原因，与新生儿出生前的身体素质关系甚为密切，应用新生儿死亡率以及婴儿死亡率进行出生人口素质评估较为常用。

四、女性健康对提高人口素质的意义

女性健康对促进人口、经济与社会的可持续发展具有重要的意义，目前国际组织已经把增强女性健康的权利作为优先关注的目标，力求通过促进性别平等来实现女性和人类的健康。

（一）对社会发展和人口控制的作用

生殖健康中的性别问题，主要反映为社会性别歧视和女性的弱势地位。教育缺失、贫困和疾病是人类社会发展面临的主要挑战，女性文盲、贫困和疾病约占人口的半数，低层次的女性是弱势群体中最困难的群体。因此，只有增强女性的权利与地位才能真正促进女性与社会的发展。目前越来越多的女性参与社会发展的方方面面，并随着社会的发展女性权利不断得到增强。

此外，女性的生殖健康在人口优化中具有至关重要的作用。由于女性缺乏生殖健康知识与服务，或者是避孕失败，每年全球至少有 7 500 万女性非意愿妊娠，导致 3 000 多万人意外出生，还有大批女性因意外怀孕而做流产。

（二）对经济发展与社会福利的影响

实践证明，增加女性健康投资是提高人类生活质量，促进经济增长和减少贫困的基础，同时还可以对社会、经济产生较高的效益。

女性健康对于人类生存与家庭福利起到至关重要的作用。有研究表明：失去母亲的儿童发生意外事件或死亡的可能性是父母健全儿童的 3～10 倍，母亲的健康关系到儿童青少年的身体发育和心理成长；此外，女性还是家庭和社区医疗保健服务的主要提供者，在发展中国家，女性承担着 70%～80%的保健护理任务。女性还是家务劳动的主要承担者，在照护孩子、老人和社区保健中起到十分重要的作用。因此，培训女性，让她们学会预防疾病，改善女性健康，是增进家庭健康和幸福的有效方式。其次，从女性在经济发展中的作用来看，女性是推动经济增长的重要力量。联合国在一份报告中指出：目前，女性承担着全世界总工作量的 2/3，发展中国家每年生产的粮食有 3/4 出自女性之手，女性占世界有偿劳动的 1/3。在我国劳动力人口中女性约占 45%，在农业劳动力中，女性占 60%，成为我国农业生产的主力军；近十多年来，越来越多的农村女性外出务工，女性在流动人口大军中接近一半。这说明，女性健康影响着人类生活的全过程，关系到国民经济、社会和家庭的和谐和发展。

第二章 有毒有害化学物对
女性生殖健康的影响

第一节 概述

职业性有害因素或者职业病危害因素，是指在职业活动中产生和（或）存在的、可能对职业人群健康、安全和作业能力造成不良影响的因素或条件，包括化学、物理、生物等因素，又常常被称为"工作场所有害因素"。本章着重介绍工作场所化学因素对女性生殖功能的影响。

一、有毒有害化学物对女性生殖功能影响

（一）对月经的影响

月经是子宫内膜的周期性生理变化的表现，受下丘脑—垂体—卵巢神经内分泌控制与调节，也是女性生殖机能健康与否的基本反映。许多职业性有害因素可影响性腺轴间的激素反馈调节，引起卵巢功能失调，对月经造成影响，表现为经量过多、经期延长、周期延长、痛经、闭经等。

常见化学毒物有铅及其化合物、汞、锰、铬、苯、甲苯、二硫化碳、氯仿、汽油、二甲基甲醛胺，常用农药如有机氯及有机磷农药，高分子化合物中的己内酰胺、丙烯腈、苯乙烯以及三硝基甲苯、

甲醛等，均对月经有影响；另外，高强度噪声、全身振动、电离辐射、极高温和极低温、职业紧张及其心理问题对月经也可产生一定的影响，在第三、四章中讨论。

月经异常通常在生殖健康损害程度较轻的早期就会表现出来，但往往较为轻微，早期损害表现不易被察觉。

（二）对生育能力的影响

受孕是一个复杂的生理过程，女性必须具备以下基本条件：卵巢能正常排卵，输卵管通畅使卵子受精并能使受精卵顺利到达子宫，子宫内膜适合受精卵着床等。女性不孕的病因主要有排卵障碍、输卵管异常、子宫内膜异位症，其他如免疫学不孕等。

有毒有害化学物大多通过影响生殖内分泌系统，导致卵巢功能失调、排卵障碍、干扰受精卵着床等而影响受孕。可致月经异常的职业性有害因素，大多可影响卵巢功能，导致受孕率降低或不孕。

比如，接触铅、汞、铬等有害因素的女工，接触挥发性有机溶剂、化学性粉尘、农药、己内酰胺、聚乙烯、高强度噪声的女工，发生不孕的相对危险度增高。

（三）有毒有害化学物对异常妊娠发生率的影响

妊娠是母体承载胎儿在其体内生长发育的过程。为适应胎儿生长发育的需要，在胎盘产生的激素和神经内分泌的影响下，孕妇不仅仅是生殖系统，还包括循环系统、呼吸系统、血液系统及内分泌系统等发生一系列的解剖、生理及生化的变化。在此阶段暴露于职业性危害因素，极易对生殖健康产生不良影响或损害，导致妊娠病理如妊娠高血压综合征、妊娠合并贫血等发生率增高，或影响胎儿发育，导致妊娠结局不良。

研究证明，在孕期长时间接触氯化烯、己内酰胺、铅、苯系物以及高强度噪声的女工中，妊娠高血压综合征发病率增高。此外，孕期接触苯系物、抗癌药、丙烯腈等，妊娠合并贫血的发病率显著增高。抗癌药、丙烯腈、高强度噪声还可能使妊娠剧吐的发病率增高。

某些有毒有害化学物可导致自然流产发生率增高。如孕妇接触铅、苯、甲苯、二甲苯、二硫化碳、甲醛、四氯乙烯、麻醉剂气体、抗癌药等，有使自然流产率增高的危险。

（四）某些有毒有害化学物可能与女性生殖系统肿瘤有关

目前女性生殖系统的恶性肿瘤发病率有所上升，与我国工业快速发展造成的工作和生活环境因素有关。

二、有毒有害化学物对胚胎发育及子代健康的影响

（一）有毒有害化学物对胚胎发育的影响

胚胎在母体发育异常，表现为先天畸形，也可以表现为生长受限，死亡率是正常儿的 4～6 倍，新生儿的生长和智力常常受到影响。胚胎发育异常的病因多而复杂，如孕期接触甲基汞等，可影响胎儿发育，导致失天缺陷的发生。有关孕期接触化学物对子代先天缺陷的影响的研究结果显示，孕期接触苯、甲苯、二甲苯、甲醇等有机溶剂，子代先天缺陷发生率显著增高；接触二硫化碳的女工的子代先天缺陷发生率也显著增高；孕妇在农业劳动过程中接触农药，可导致新生儿先天畸形率增加。

（二）有毒有害化学物对子代智力发育的影响

孕妇接触有毒有害化学物对儿童智力发育的影响早已受到注意。如婴儿和儿童的智力发育与胚胎时母体接触铅的水平关联，婴儿的精神发育指数得分与婴儿脐带血中铅含量呈负相关；从事蓄电池厂铅作业的女工的子女，智商显著低于正常儿童；孕期接触某些有机溶剂的女工的子女，智商低于正常人群的子女。

（三）有毒有害化学物对儿童期恶性肿瘤的影响

母亲孕期及哺乳期接触某些有毒有害化学物与子代儿童期恶性肿瘤的发生发展有一定关联。如孕期接触苯、汽油、农药等，其子代急性淋巴细胞性和非淋巴细胞性白血病的患病率增高，比如母亲为药剂师的儿童白血病发病率较高；孕期接触己烯雌酚，所育子代存在儿童期发生阴道透明细胞腺癌的危险。

（四）有毒有害化学物对乳儿健康的影响

某些化学毒物可自母乳排出，如铅、汞、钴、氟、溴、碘、苯、甲苯、二甲苯、二硫化碳、多氯联苯、烟碱、有机氯化合物、有机磷、三硝基甲苯等。乳汁排毒成为乳儿暴露于毒物的重要来源。含毒母乳可引起乳儿中毒，如母源性小儿铅中毒已屡见报道，同时还可使乳儿抵抗力下降，易于感染疾病。

化学物还可影响乳汁的质量，如苯、氟可使乳汁分泌减少，苯影响乳汁中维生素 C 的含量。接触各种有机溶剂的女工，往往乳汁不足，有的乳儿拒乳。

三、有毒有害化学物对女性生殖健康的损害复杂多样

妊娠时妇女对化学物的敏感性增高。妊娠时为适应妊娠的需要，孕妇机体的生理功能发生一系列的变化，对有害因素的吸收、分布和排泄等过程与未妊娠时不同。妊娠时子宫增大，体重增加，能量消耗增加，对氧的需要量加大，故肺通气量增加，较平时易于吸入较多的化学物。妊娠时血容量增加，心率加快，每分钟心搏出量从妊娠 10 周开始增加，至妊娠 28 周达最高峰，比平时增加 30%～40%。循环加快的结果又可促进机体对有毒物质的吸收，使化学物在组织中的浓度增加，如胎盘和子宫。此外，皮肤和粘膜的血流量增加可使经皮肤、粘膜接触的毒物加快吸收。

妊娠时新陈代谢加快，肝脏负担加大。肝脏是外源性化学物在

体内进行生物转化和解毒的主要器官，妊娠期间肝脏对外源性化学物的生物转化能力降低。

妊娠时胎儿产生的废物需经母体排泄，使肾脏的负担增加。肾脏的血流量和肾小球的滤过率均有增加，自妊娠中期开始直至分娩，比孕前可增加 30%～50%。由于肝、肾的负担加大，妊娠时接触肝肾毒性的物质，肝、肾更易受损。

妊娠时自主神经系统的紧张度增高，对可影响自主神经功能或血液系统的毒物较为敏感，可出现生理性贫血。此外，妊娠时动脉血氧含量减少，动静脉氧差较平时减小，对缺氧也更为敏感。因此，孕妇往往出现对某些有害因素敏感性增高的现象，而妊娠母体的中毒、缺氧对胎儿的正常发育可产生不良影响。

化学物对女性生殖健康的损害复杂多样，需要加强培训教育，使女职工掌握自身的生殖健康状况，了解自己所处的作业环境、接触的有害因素、对生殖健康的可能影响、受损害后早期出现的症状，增强女职工的自我保护意识，加强防护措施，降低生殖健康损害。如果在孕期职业活动中接触了不利于妊娠的有害因素，在妊娠之后要科学评估有害因素可能对孕妇或胎儿健康的危险，必要时中止妊娠。孕前期进行预防或预先处理，避免对妊娠造成危害，可减少很多高危妊娠和高危新生儿的出现，有效减少了社会、家庭的经济损失及负担。

第二节 重金属

一、铅及其化合物

（一）理化性质

铅（lead，Pb）在自然界广泛存在，是一种质地较软的灰蓝色固态重金属，密度为 11.34 g/cm³（20℃），熔点 327℃，沸点 1 525℃，加热至 400℃时，即有大量铅蒸气逸出，在空气中氧化成氧化亚铅（Pb_2O）并凝集为铅烟。随着熔铅温度升高，可逐步生成氧化铅（密陀僧，PbO）、三氧化二铅（黄丹，Pb_2O_3）、四氧化三铅（铅丹或红丹，Pb_3O_4）等。

（二）职业接触

铅广泛存在于各种工业生产中，如铅矿开采，铅冶炼，制造蓄电池，制造铅丝、铅管、铅皮等铅制品时的熔铅作业；以往印刷业中的铸铅字、铸版，铅焊、锡焊，废铅回收等，均可接触铅烟、铅尘或铅蒸气；某些铅化合物，如铅丹、铅白、黄丹等是制造颜料、陶瓷釉料、涂料的原料；玻璃、搪瓷、景泰蓝、塑料生产中也都可以接触铅；化学工业、造船工业中也接触铅；砷酸铅用作杀虫剂，农业生产中可以接触。

其他如铅作业工厂排出的铅烟、铅尘等，可污染工厂周围环境的大气及土壤；用工厂中排出的含铅污水灌溉农田，可使谷物、蔬菜中的含铅量增高并通过食物进入人体；由于加入四乙基铅作为防爆剂，含铅汽油燃烧时的排铅量很高。城市交通中由于使用含铅汽油，汽车尾气的排放也会造成空气污染，是城市铅污染的主要来源。另外食品包装容器表面的涂料、劣质陶瓷的釉料、含铅皮蛋制作、爆玉米花加工和某些劣质化妆品、中药偏方中可含铅。

目前，国家对工农业生产使用铅进行了严格的限制，职业接触机会逐渐减少。

（三）侵入人体途径

铅化合物主要经呼吸道吸入，其次为经消化道进入人体。无机铅化合物不能通过皮肤进入人体，但四乙基铅可通过皮肤及黏膜吸收。铅经消化道吸收迅速，吸入的氧化铅烟约有 40%吸收入血，其余由呼吸道排出。经消化道摄入的铅化合物，成人有 10%被吸收，婴儿及儿童有 50%被吸收。妊娠期间，缺铁、缺钙时可增加胃肠道对铅的吸收。进入体内的铅绝大部分经尿和粪排泄。铅具有蓄积作用，在体内主要以不溶性的磷酸铅形式沉积在骨骼内，由于过劳、感染、饮酒以及服用酸性或碱性药物而改变体内酸碱平衡时，均可使沉着在骨内的磷酸铅转化为溶解度增大 100 倍的磷酸氢铅而进入血液，从而诱发铅中毒的症状出现。

（四）生殖发育毒性

铅具有生殖发育毒性。早在 19 世纪就有报道，接触铅的女工月经异常多见，生育力低下，自然流产、早产、死产较多见。而男性铅中毒者，其妻子易流产，所生婴儿患病率及死亡率增高。

1. 对男性生殖功能的影响

（1）对性功能及精液质量的影响。铅中毒工人性功能障碍发生率明显增高，性欲减退、勃起无力、射精障碍，可损害精子生成。研究表明，由于铅可通过血睾屏障，对睾丸发生直接的毒作用，结果导致精子质量发生改变，表现为精子数目减少，活动能力减弱，精子畸形率增高等。铅可影响精液中的果糖代谢，影响精子的活力。

铅可抑制生殖系统多种酶的活性。铅作业工人精子中乳酸脱氢酶同功酶（LDH-X）含量降低，琥珀酸脱氢酶（SDH）活性受抑制。LDH-X 含量降低，可影响睾丸的生精功能，导致精子数目减少；SDH 活性受抑制影响精子能量生成，可使精子活动能力下降。

总之，可损害男性生殖功能，精子数、精液量、精子密度下降，精子活动能力以及精子形态有改变。

（2）铅对男性生殖内分泌的影响，与铅暴露的浓度高低及暴露时间的长短有关。铅对男性的生殖毒性作用，在早期为铅对睾丸的直接毒性，影响精子的生成和睾酮的合成，从而影响精子质量和性功能。长期较高浓度的铅接触，可出现下丘脑—垂体—睾丸轴的功能损伤，血中血清促卵泡刺激素（FSH）、促黄体生成素（LH）和睾酮含量降低。FSH 能促进睾丸曲细精管的发育和精子的发育成熟；LH 作用于间质细胞促进睾酮的合成。血中睾酮再反馈性调节垂体前叶促性腺激素的分泌。高浓度铅可影响这种内分泌调节。

2．对女性生殖功能的影响

20 世纪 50 年代末期，我国专家已注意到铅作业对母婴健康的危害，随着劳动条件的改善，我国已在相关行业禁用铅，高浓度的铅暴露已不多见，但在一些中小企业中仍有存在，低水平铅暴露对母亲和婴儿健康也存在危害。

（1）对月经及生育力的影响。严重的铅暴露可导致女性闭经和不孕。铅作业女工月经不调的患病率显著高于非铅作业的职业女性，主要表现为月经周期延长或紊乱，月经量减少以及痛经。铅对月经的影响主要由于铅可干扰女性的下丘脑—垂体—卵巢轴的神经内分泌功能，影响性激素的分泌和调节所致。

（2）对妊娠结局和妊娠并发症的影响。铅作业女工对妊娠结局或妊娠并发症有影响，自然流产率及早产率显著增高，妊娠高血压综合征发病率也增高。

（3）对胎儿生长发育的影响。铅可经胎盘转运和经乳汁传递给子代。母体血铅、脐血铅及乳汁铅含量直接影响胎婴儿的发育和健康。母亲孕期血铅含量高的人群，子代先天异常发生率增高。出生前宫内铅暴露水平较高时，可降低婴儿出生时的体重。胚胎期或胎儿期大剂量的铅暴露可引起流产、死胎及畸胎的发生。铅可通过血脑屏障进入脑组织内，干扰各类脑细胞的发育，从而影响脑功能。胎儿期铅暴露可影响婴幼儿的神经行为发育和智力发育。研究发现，婴儿精神发育指数（MDI）和心理运动发育指数（PDI）与脐血铅水平呈负相关。

二、汞及其化合物

汞在自然界以金属汞、无机汞化合物和有机汞化合物形式存在。

（一）金属汞和无机汞化合物

1．理化性质

汞（Mercury，Hg）的熔点为-38.87℃，沸点为 356.6℃。汞在

常温、常压下是银白色发光的液体，俗称水银。液态汞流动性大，溅洒到地面或桌面后，立即形成很多小汞珠，增加蒸发的表面积。汞在常温下即能蒸发，温度越高，蒸发越多。汞蒸气易被墙壁或衣物吸附，常形成污染环境空气的二次汞源。汞的密度在 20℃时为 13.546 g/cm^3，其蒸气相对密度是空气相对密度的 6.9 倍。汞可以溶解许多金属形成汞齐。液态汞是电的良导体。常用的无机汞化合物有雷汞、硝酸汞、砷酸汞、氰化汞和氯化高汞。无机汞化合物在自然界可经氧化和甲基化而成甲基汞或二甲基汞。

2．接触机会

汞广泛存在于自然界，汞在地壳中以微量广泛地分布在岩石、土壤、大气、水和生物中。人类的生产活动则是环境中汞的另一重要来源。

（1）职业接触。汞的用途很广，在工业、农业、科学技术、交通运输、医药卫生以及军工生产等领域中汞都得到广泛应用。主要包括汞矿开采及冶炼；用汞齐法提炼贵重金属；仪表、仪器制造，如各种温度计、血压计、汞整流器、荧光灯、真空管、开关以及整流器的生产；化学工业中如氯碱行业用汞作阴极电解食盐水溶液，制取烧碱和氯气，或作为催化剂和着色剂；无机汞中雷汞用作雷管和炸药；硝酸汞用于毛毡制造和有机合成；升汞用于印染、鞣革；氯化高汞用于医药、冶金、木材保管、印染等。在上述工业中可能接触含汞粉尘或气溶胶。医院口腔科医务人员在使用汞银合金做龋齿填充材料，修补龋齿和补牙过程中，不同程度地接触汞蒸气。

（2）环境污染。环境中汞的污染来自多方面。空气中汞污染的主要来源是燃料的燃烧、汞矿开采、汞冶炼、垃圾焚烧等。随着工业发展，汞的用途不断增加，由于工厂管理不当，含汞废水、废气和废渣排入环境，造成污染。进入河湖、土壤和大气中的汞最终可能转到河水中去，而沉于水底。这些无机汞可在微生物的作用下转化为甲基汞，经食物链传递，进入人体。

（3）生活中也可能因误服摄入汞，或使用某些含汞中药偏方、含汞化妆品、增白剂，而引起急性、亚急性或慢性汞中毒。

3. 侵入人体途径

金属汞主要以蒸气形态由呼吸道侵入体内,是工业生产引起中毒的主要途径。由于汞的蒸发性很强,汞蒸气又具有脂溶性,此种特性使它易于迅速通过肺泡膜,并溶于血液类脂中迅速弥散至全身组织。金属汞不容易被胃肠道吸收。

汞的无机化合物的主要侵入途径是消化道,其吸收率取决于溶解度,此类化合物经呼吸道和皮肤吸收量不大,但汞或汞盐辅以适当的媒质,如制成油膏,则汞可迅速通过皮肤吸收。

金属汞及其化合物进入人的机体后,皆被氧化为二价汞离子,且以此种化学状态发挥毒性。

二价汞盐不易通过胎盘屏障及血脑屏障;而金属汞由于具有高度脂溶性及扩散性,不仅容易透过胎盘屏障造成胎儿汞蓄积,而且可以透过血脑屏障进入脑组织。

汞主要从尿、粪排出。尿汞的排出量与接触汞的浓度有密切关系。汞可由肺呼出,唾液、乳汁、汗液中也可排出少量汞。

4. 生殖发育毒性

(1)对男性生殖功能的影响。接触汞作业,对男工性功能有不良影响,接触者有阳痿、性欲低下等症状,男工妻子的自然流产、早产等不良妊娠结局增高。工人在作业环境汞浓度超标的情况下作业,导致体内汞负荷增加,生殖功能也受到影响,表现为精液量减少,液化时间延长,精子密度减小,一次射精的精子数减少,活精率下降,精子畸形率增高。汞对作业工人内分泌功能的影响,表现为血清促卵泡刺激素(FSH)和促黄体生成素(LH)水平降低。

(2)对女性生殖功能的影响。汞作业对月经及生殖内分泌机能有影响,月经异常主要表现为月经周期紊乱,经期改变,经量增多或减少,经前紧张和痛经发生率增高;接触汞蒸气女工,即使汞浓度未超过车间空气中最高容许浓度,也可出现月经紊乱发生率;长期低浓度接触汞的女工,可导致痛经或月经异常;接触高浓度汞,月经异常发生率增加;接触汞导致女工排卵间隔时间延长,生殖内分泌紊乱,绝经期提前率明显增高。

（3）对子代生长发育的影响。汞及其各种化合物均能通过血—乳屏障分泌至乳汁，通过哺乳，对子代产生不良影响，严重者可致胎儿窒息；汞接触女工的新生儿平均体重减轻、畸形、婴儿期死亡、儿童期死亡的发生率明显增高；汞作业女工的子女还可能出现头晕、头痛、失眠、记忆力差等神经症状和易怒、兴奋、恐惧、恶梦等精神症状；儿童汞中毒有口腔金属味、牙龈出血、流涎，肌肉震颤，膝、跟踝反射减弱及肢体痛觉减弱或消失等周围神经炎表现。

（二）有机汞化合物

有机汞化合物的结构通式为 R-Hg-X，R 为有机基团，常为烷基、苯基或烷氧基；X 为阴离子，通常为卤素、醋酸根、磷酸根等。

1. 理化性质

无机汞在自然界可经氧化和甲基化而成甲基汞或二甲基汞，有机汞化合物主要用作农药。有机汞化合物种类很多，按毒性大致分为两类：（1）在体内易于分解成无机汞的化合物，如苯基汞和烷氧基汞。（2）烷基汞如甲基汞，在体内不易分解，是较为稳定的化合物，有独特毒性，与无机汞不同。

2. 接触机会

甲基汞是公认的"全球性环境污染物"，如"水俣病"事件是在日本九州湾发生的一种典型食源性甲基汞中毒，也是世界首次发现由于甲基汞污染所致的一种公害病。其原因是氮肥厂在生产过程中使用大量无机汞作催化剂，在生产过程中转化为甲基汞，排入水俣湾中，污染了海水，通过食物链的作用，甲基汞富集到鱼贝类体内，人因食被甲基汞污染了的鱼贝类而引起甲基汞中毒（水俣病）。

有机汞农药常用作杀菌剂，用于拌种、浸种或田间撒布。曾有因误食浸过有机汞的种粮或有机汞污染的粮食而发生的集体中毒事件。有机汞农药，也可污染作物、土壤和水体，污染粮食，引起危害。

3. 侵入人体途径

有机汞化合物，能溶于有机溶剂和类脂质中，可通过各种途径被吸收（小肠、呼吸道、皮肤、黏膜等），而且很容易通过生物膜。可由尿中排出。甲基汞可经乳汁排出。

4. 生殖发育毒性

生殖流行病学研究及毒理学研究结果，均认定有机汞化合物是人类致畸物。

（1）有机汞化合物易于通过胎盘，胎儿血汞可高于母体血汞。甲基汞、乙基汞这类低级烷基汞易于通过胎盘侵入胎儿。苯基汞和烷氧基汞不易透过胎盘。

（2）有机汞化合物能透过血—脑屏障，引起发育的胎儿弥漫性的脑损伤。

先天性水俣病是在妊娠中，母体摄入甲基汞，通过胎盘引起的胎儿中枢神经系统障碍。

研究发现胎儿发汞值、脐带血汞含量高于正常儿，胎儿汞的来源经胎盘来自母体。胎儿在出生时可有小头，严重的运动和认识发育障碍，精神迟缓，共济失调，语言、咀嚼、吞咽困难，生长发育不良和癫痫发作。患有水俣病存活了不同时间的儿童，死后尸检评价证实脑皮质全面萎缩，神经变性和神经胶质增生，小脑颗粒细胞层发育不全和变性，胼胝体发育不全，以及锥体束脱髓鞘等病理改变。

（3）胎儿具有对毒物更高的敏感性。在有机汞化合物暴露母亲未出现症状时，就可发生严重的胎儿神经毒性。

（4）长期摄入低浓度甲基汞对第二代的危害。甲基汞环境污染对第二代的危害远不止是被确诊的先天性水俣病儿，而是数量更大的精神迟钝儿及具有其他症状者。在日本水俣湾污染最严重的地区，1955—1959 年出生的儿童中，精神迟钝儿的发生率占 29%，这个数值惊人地高于全日本精神迟钝发生率 9.7%。

（5）母亲乳汁甲基汞含量高，先天水俣病儿如接受母乳喂养，可进一步加重甲基汞的影响。

三、其他金属

（一）锰及其化合物

1．理化性质

锰（manganese，Mn）是一种灰色有光泽的金属，熔点 1 244℃，沸点 1 962℃。锰在自然界中大都与其他元素形成化合物而生成多种矿物。锰有七种氧化状态，而二价盐类最稳定。锰易溶于酸而放出氢，同时生成二价锰离子。锰蒸气在空气中能很快氧化成灰黑色的一氧化锰（MnO）和棕色的四氧化三锰（Mn_3O_4）烟尘。

2．职业接触

锰矿开采、运输和加工，制造锰合金；电焊条的制作和使用时，可发生锰烟锰尘；干电池、染料、清漆催干剂的生产，以及玻璃、陶瓷、塑料、化肥等生产过程中，均可接触锰。

3．侵入人体途径

在正常情况下，锰经胃肠道吸收很慢，而且吸收量极少；经皮肤吸收很少；呼吸道是工业生产中锰吸收的主要途径。各种途径进入体内的锰，主要经消化道由粪便排出，尿锰排出极微。

4．生殖发育毒性

（1）对男性生殖功能的影响。

①锰中毒患者或接触锰作业的男工中，性功能异常是较为突出的表现，主要症状有性欲减退、排精困难、阴茎勃起时间缩短、早泄和阳痿等。职业性锰接触是造成男工性功能障碍的影响因素。

②对作业男工睾丸和精子质量的影响。锰中毒患者和长期接触锰的男工，其睾丸活检发现睾丸萎缩，生精过程严重障碍，曲细精管中少见或无成熟精子，精液质量和精子活动率下降。锰可对作业男工精子有直接毒性作用，致使精液量、精子数、精子活力和活动精子百分率明显降低。

③对接触男工生殖内分泌功能影响。锰接触男工睾酮（T）含量

明显降低，而 FSH 和 LH 有增高趋势。男工长期接触较低浓度的锰，也可能影响下丘脑—垂体—睾丸的内分泌功能。

④有报道，男性锰作业工人的妻子自然流产率和死胎死产率增高。主要表现为早期自然流产率的显著增高。

（2）对女性生殖功能的影响。

锰作业女工有月经及性功能改变。调查发现，锰接触女工月经异常发生率明显增高，以痛经为主，其次是月经周期及经期异常；自然流产率和早产率明显增高。锰作业女工性功能障碍发生率明显增高于对照组。主要表现为性交次数减少、性欲减退、性反感等。

另外发现，锰接触女工和男工妻子的子代周岁内感染发生率增高、母乳不足。

（3）对儿童生长发育的影响。长期饮用锰含量高的水，可能对儿童神经行为有不良影响，影响儿童智力。

（二）镉及其化合物

1. 理化性质

镉（cadmium，Cd）是一种银白色、略带淡蓝色光泽的金属，质软，富有延展性，熔点 320.9℃，沸点 765℃。在加热处理镉的过程中，释放的镉烟雾在空气中很快转化成细小的氧化镉气溶胶。镉与硫酸、盐酸和硝酸作用，生成相应的镉盐。

常见的镉化合物有氧化镉（CdO）、硫化镉（CdS）、氯化镉（$CdCl_2$）、硝酸镉[$Cd(NO_3)_2$]、硫酸镉（$CdSO_4$）和醋酸镉[$Cd(C_2H_3O_2)_2$]等。

2. 接触机会

（1）职业接触。镉是提取锌、铅、铜等的副产品，在这些金属冶炼时，可接触到镉。镉及其化合物主要用于电镀，制造工业染料、塑料稳定剂、镍镉电池、光电池、半导体元件。镉能与很多金属制成合金而改善机械性能。镉合金用于制造高速轴承、焊料、珠宝等。从事这些工作，都可接触到镉及其化合物。

（2）生活接触。由于含镉废水污染周围环境，使附近居民通过食物或饮水摄入过量的镉，可引起生活性镉中毒，即痛痛病。烟草含镉，每日吸 20 支香烟，可吸入镉 2～4 μg。

3. 侵入人体途径

镉可经呼吸道和消化道进入人体，主要蓄积在肾脏和肝脏，主要经尿排出。镉也可从乳汁排出。

4. 生殖发育毒性

（1）镉是致突变剂，镉可以引起肺、前列腺和睾丸的肿瘤。国际癌症研究机构（IARC）将镉定为人类致癌物。

（2）接触镉的女工月经异常发生率明显增高。以月经周期异常为主，其次是经量改变。未成年女工接触者月经异常率明显高于成年后从事镉作业的女工。

（3）胎盘对镉有较强的屏障作用，但有少量镉能通过胎盘进入胎儿体内。镉可蓄积在胎盘细胞膜并改变它们的流动性，可能对胎儿产生有害的影响，女性新生儿更易受影响。

（4）长期接触低水平镉，对儿童高级神经活动如学习、记忆产生影响，可损害儿童记忆能力，主要表现为长时记忆及短时记忆的损害，对瞬时记忆没有显著影响。

（三）铬及其化合物

1. 理化性质

铬（chromium，Cr）是银灰色坚硬而脆的金属，熔点 1 860℃，沸点 2 672℃。在环境中铬以二价、三价和六价存在。二价铬不稳定，能迅速氧化成三价铬。三价铬化学性质不活泼，六价铬毒性最强。在工业上重要的六价铬化合物有铬酸酐、铬酸、铬酸盐，如重铬酸钾。

2. 职业接触

铬矿开采、冶炼、镀铬，使用铬酸盐的染料、涂料、鞣皮、橡胶、陶瓷等生产，照相、印刷制版用作感光剂，不锈钢弧焊等生产和使用铬的作业，均可接触铬。

3. 侵入人体途径

铬酸盐可经呼吸道、消化道和皮肤吸收。铬排出迅速，主要通过尿排出，小部分由粪便排出，微量从乳汁排出。

4. 生殖发育毒性

（1）对男性生殖功能的影响。接触铬的男工精子数量减少、血清 FSH 增高。

（2）对女性生殖功能的影响。接触铬的女工月经异常发生率明显增高，以痛经及周期异常为主。

（四）铍及其化合物

1. 理化性质

铍（Beryllium，Be）属轻金属，熔点 1 283℃，沸点 2 970℃，具有质轻、坚硬、耐高温、耐腐蚀、抗氧化、加工时不产生火花等物理特性。铍的化学性质与铝相近，不溶于水，但可溶于盐酸、硫酸及热硝酸中，与强碱反应可生成铍酸盐，并释出氢。铍蒸气在空气中易被氧化为很轻的氧化铍粉尘。

2. 职业接触

铍用于制造各种合金、原子能反应堆的中子减速剂、X 光管和闪烁计数管的探头等。氧化铍制备耐高温的陶瓷制品，用于耐火材料、电子行业以及宇宙航空等尖端科学技术部门。

3. 侵入人体途径

铍主要以粉尘、烟雾的形式经呼吸道进入机体，口服铍的吸收量极微。铍不能经完整的皮肤侵入人体，但铍及其化合物可从有外伤的皮肤吸收，且可引起局部组织病变。铍主要由肾脏从尿排出，也可经粪便排出。

4. 致突变性

国际癌症研究机构（IARC）已将铍及其化合物定为人类致癌物。

5. 生殖发育毒性

铍对人类生殖毒性的报道很少。个别报道指出，患铍病的女性怀孕，可促使铍病加重，死亡的危险增加；父亲从事铍作业可能对子代智力发育有不良影响。

（五）镍及其化合物

1．理化性质

镍（Nickel，Ni）是银白色、坚韧并带有磁性的金属，熔点 1 453℃，沸点 2 732℃。镍具有耐高温、抗腐蚀的性能，具有良好的机械强度和可塑性，加工性能好。在低温情况下，镍仍有良好的延展性和强度。镍可与很多金属组成合金。镍可形成液态羰基镍。

2．职业接触

镍矿开采、冶炼、不锈钢生产、制备镍铬、镍铜等合金、镀镍作业、制造镍镉电池、原子能工业等，均可接触镍。

3．侵入人体途径

可溶性镍化合物及羰基镍可由呼吸道吸收，但吸收缓慢，主要经尿排出；不溶性镍化合物可蓄积在呼吸道；经口食入的镍，主要经粪便排出；镍易透过胎盘。

4．致突变性和致癌性

镍化合物是致突变剂和致癌剂。国际癌症研究机构（IARC）将镍化合物定为人类致癌物。

5．生殖发育毒性

镍对人的生殖功能及子代发育的影响报道很少。

（1）对男性生殖功能的影响。有报道焊接工的精液质量下降，与动物实验研究结果一致。

（2）对女性生殖功能的影响。镍可通过胎盘，可从胚胎组织与新生儿脐带血中监测到与母血相似的镍含量；长时间接触高浓度的镍化合物，自然流产、先兆流产率和新生儿畸形发生率均有升高的趋势；镍可自人的乳汁中排出。

第三节　有机溶剂

一、苯、甲苯、二甲苯

苯、甲苯及二甲苯三者均为常见的有机溶剂，而且三者常常同时存在于生产环境中。往往这三者或其中两者同时存在对生殖发育产生影响。

（一）苯

1．理化性质

苯为无色透明具有芳香味的液体，挥发性强。沸点 80.1℃，蒸气对空气的相对密度为 2.8，微溶于水，可与乙醇、乙醚、丙酮等有机溶剂混溶。

2．职业接触

工业生产中苯主要用作溶剂及化工原料，橡胶、涂料、喷漆、制药、染料、农药等工业均可接触苯；苯也用作装饰材料、人造板家具、粘合剂等。

3．侵入人体途径

苯主要以蒸气状态经呼吸道吸入，经皮肤吸收很少。进入体内的苯约 40%被氧化成酚类代谢产物，而后与硫酸根及葡萄糖醛酸结合随尿排出。

4．生殖发育毒性

苯可能具有性腺毒性，对妊娠及胚胎和胎儿发育产生影响。长期接触苯的女工，月经异常的发生率增高，死产的危险有所增高。孕妇长期接触高浓度苯，其子代可出现腭裂、无下颌及小下颌畸形。苯的相对分子质量较低，可透过胎盘屏障而直接作用于胚胎组织，影响胎儿及乳儿健康。苯可自人的乳汁中排出。

（二）甲苯

1. 理化性质

甲苯为无色透明具有芳香味的液体，挥发性强。沸点 110.7℃，蒸气对空气的相对密度为 3.9。不溶于水，溶于乙醇、丙酮和乙醚。

2. 职业接触

作为某些化工生产的中间体和溶剂，见于苯及二异氰酸甲苯酯的生产中；最常用作涂料、黏合剂以及皮革、制药业的溶剂，也常作为建筑材料、装饰材料及人造板家具的溶剂和黏合剂，可造成居室空气污染。汽油中也含少量甲苯。

3. 侵入人体途径

甲苯主要以蒸气状态经呼吸道吸入，其次可经皮肤吸收。进入体内的甲苯 80%～90% 被氧化，最后形成马尿酸随尿排出。

4. 急性毒性

短时间吸入大量甲苯蒸气可引起急性中毒，表现为中枢神经系统麻醉症状及皮肤粘膜刺激症状。长期接触甲苯工人主要表现为神经衰弱综合征，血液系统变化（如白细胞轻度增加或减少）轻微、易恢复。

5. 生殖发育毒性

（1）对男性生殖功能的影响。有个案报道接触甲苯工人妻子的自然流产危险增高。

（2）对女性生殖功能的影响。接触甲苯女工月经异常患病率增高；痛经患病率明显增高。

对妊娠及胚胎和胎儿发育的影响，接触甲苯女工受孕力降低，自然流产危险性增高。

女性孕期吸入高浓度甲苯对胚胎及胎儿发育有影响，母亲在怀孕期间吸入大量纯甲苯，所生婴儿出现"甲苯胚胎病"。表现为小头畸形、生长迟缓、颌面异常（与胎儿酒精综合征类似）、眼睑裂短、眼深陷、小下颌、耳廓异常及小指甲。

甲苯可透过胎盘，长期吸入甲苯的女性中，早产、死胎、围产儿死亡及胎儿宫内发育迟缓增加。可自人的乳汁中排出。

（三）二甲苯

1. 理化性质

二甲苯为无色透明具有芳香味的液体，挥发性强。沸点144℃，蒸气对空气的相对密度为 3.66。二甲苯有邻位、间位和对位三种异构体。

2. 职业接触

用于制造染料、塑料及合成纤维等工业；作为溶剂或稀释剂用于涂料、喷漆、橡胶、皮革等工业。

3. 侵入人体途径

二甲苯主要以蒸气状态经呼吸道吸入，也可经皮肤少量吸收。进入体内的二甲苯约95%被迅速代谢，最后形成甲基马尿酸随尿排出。

4. 生殖发育毒性

接触二甲苯的女工自然流产危险增高。二甲苯具有发育毒性，使孕妇血液孕酮及 17-β-雌二醇水平降低，原因可能为二甲苯诱导肝脏单氧酶系统，从而导致激素代谢加快。

（四）苯系混合物

苯系混合物俗称"混苯"，是指苯、甲苯及二甲苯三者同时存在于生产或生活环境中，尤其在生产环境中三者或其中二者混合存在比单独存在更常见，故近年来有关苯系混合物对生殖功能的影响报道颇多。

1. 敏感性的性别差异

研究表明，女性对苯及其同系物的危害比男性敏感。接触苯系混合物的女工，可导致白细胞降低，其患病率明显高于男工，而且明显降低的时间早于男工。制鞋行业接触高浓度苯的女工妊娠期易患再生障碍性贫血，终止妊娠（自然流产或人工流产）并治疗后，血象可好转。

2. 生殖发育毒性

（1）对男性生殖功能的影响。接触高浓度苯系混合物可导致作业工人精子染色体数目畸变，对男工精液质量有一定影响，血液及精液中均可检测出苯系物。

接触苯系混合物男工精子顶体酶活性及精浆γ-GT 显著低于对照组男工。精子顶体酶活性是衡量生育力的指标之一，精浆γ-GT 可反映前列腺功能，二者降低表示男工接触苯系混合物对其生育力和前列腺功能造成一定影响。另外，接触混苯男工精子活动度（活力）及活动精子百分率（活率）降低，接触低浓度苯系混合物对男工精子质量也有一定影响。

（2）对女性生殖功能的影响。接触苯系混合物可引起女工月经异常。临床表现为月经过多、经期延长、周期缩短、周期紊乱、痛经等，其中以月经过多及经期延长较多见。随作业场所空气中苯、甲苯、二甲苯浓度的升高，月经异常患病率有增高的趋势。

接触苯系混合物对作业女工生殖激素有影响，从而导致月经紊乱。对月经的影响机制可能是苯系物首先影响垂体功能，使垂体分泌促黄体激素（LH）显著降低，继而使雌二醇（E2）分泌减少，导致月经紊乱。接触混苯女工黄体期缩短，卵泡期早期 FSH 水平明显降低，卵泡期早期和黄体期孕二醇-3-葡糖苷酸（PdG）以及排卵前雌酮结合物（E1C）明显降低。说明低浓度苯系混合物可干扰接触女工下丘脑—垂体—卵巢轴的内分泌调节，从而使 FSH、雌激素和孕激素的水平改变。

职业接触混苯的女工受孕率下降、平均受孕时间延长。

孕期接触苯、甲苯及二甲苯对女工妊娠过程有影响。接触苯系混合物女工妊娠剧吐、妊娠高血压综合征以及妊娠合并贫血的发生率均增高。

孕期接触苯系混合物可引起自然流产危险增高。接触苯系混合物的女工工种多集中于喷漆、涂料、制漆、制鞋、化工等行业。孕期（特别是怀孕头 3 个月）接触苯系混合物女工的自然流产率明显增高、早早孕丢失发生率增高，其子代先天畸形率、新生儿低出生体重发生率增高。这可能是由于苯、甲苯及二甲苯相对分子质量低，透过胎盘屏障而直接作用于胚胎及胎儿所致。

　　母亲孕期接触低浓度苯系混合物，其幼儿的血色素低于正常值下限者明显增高，对子代智力发育有轻微影响。孕期接触苯系混合物女工子代的智力发育、认知、身体素质与动作技能的发育都有降低。

二、其他有机溶剂

　　常用的有机溶剂按其化学结构可分为以下几类：脂肪族烃类（如正己烷、汽油等）、脂肪族卤代烃类（如氯仿、四氯化碳、三氯乙烯、四氯乙烯等）、芳香族烃类（如苯、甲苯、二甲苯，此类已于上节叙述）、醇类（如甲醇、乙醇等）、酮类（如丙酮、丁酮等）、醚类（如乙醚等）、酯类（如甲酸酯类等）、酰胺类（如二甲基甲酰胺等）。

　　有机溶剂可以用作化学工业的基本原料，也是化工产品的中间产物。除作溶剂外，还可作为燃料、萃取剂、麻醉剂、稀释剂、清洁剂及灭火剂等。

　　接触有机溶剂的行业及人数众多，几乎各种工业都可以接触，如涂料工业、化学工业、橡胶工业、电子行业、印刷业、制鞋与箱包行业、医药、洗染业等。由于有机溶剂多具挥发性，使用有机溶剂的工业可将各种溶剂的蒸气排放到大气中污染环境，其废弃物也可污染地下水或地面水。

　　有机溶剂对人体的影响具有某些共同特点：多数有机溶剂具有较强的挥发性，故其进入机体的途径以其蒸气经呼吸道吸入为主，脂溶性及水溶性均较高的溶剂易经皮肤吸收进入体内；有机溶剂多属于亲脂性物质，故多分布于富含脂类的组织，如神经系统、脂肪等；多数有机溶剂可透过胎盘进入胎儿体内，并可自乳汁排出影响乳儿；有机溶剂在体内代谢迅速，生物半减期短，仅数分钟至数天不等，可以测定尿及其他生物材料中的有机溶剂及其代谢产物的含量，以反映机体的接触水平。

　　有机溶剂对人体的影响是多方面的，它对神经系统、呼吸系统、心血管系统、血液、肝、肾及皮肤等均有不同程度的影响。有的溶剂还有致癌性和生殖发育毒性。

（一）混合溶剂

在上述使用有机溶剂的工作环境中，工人接触的往往不是单纯一种溶剂，而是同时接触几种溶剂，即混合接触。如制鞋业接触苯、甲苯、二甲苯、丙酮、正己烷、苯乙烯、三氯乙烯、四氯乙烯、1,1,1-三氯乙烷等。

生殖发育毒性

（1）对男性生殖功能的影响。男工接触混合溶剂，其妻子自然流产危险增高。一些研究表明，男工接触混合溶剂，其妻子的新生儿低出生体重危险增高。

（2）对女性生殖功能的影响。接触混合有机溶剂对女性生殖功能的影响比男性明显，主要表现在对胚胎及胎儿发育有影响。接触混合溶剂的女工受孕时间显著延长，即受孕力明显降低。孕期接触有机溶剂可使妊娠高血压患病率增高。死胎增多、新生儿低出生体重危险增高，自然流产及先天畸形发生的危险增高。

（二）二硫化碳

1. 理化性质

二硫化碳（CS_2）是一种无色易挥发性液体，具有醚样气味，工业品带有臭萝卜气味。沸点 46.3℃，极易燃烧。几乎不溶于水，可与脂肪、醚、乙醇及其他有机溶剂混溶。

二硫化碳虽不属于有机溶剂，但作为一种工业应用广泛的溶剂，对生殖健康具有毒害作用，因此在此加以阐述。

2. 职业接触

工业上 CS_2 用于粘胶纤维（人造丝）及玻璃纸的生产，也用于制造四氯化碳，用作橡胶、树脂及油脂等的溶剂。工厂周围地区空气及地面水易受到 CS_2 污染。

3. 侵入人体途径

CS_2 主要通过呼吸道侵入人体，皮肤也可少量侵入。吸入的 CS_2 有 40%被吸收，吸收的 $CS_2$10%～30%从呼气中排出，经尿排出的量在 1%左右。其余部分在体内转化后，以代谢产物形式排出。

4. 生殖发育毒性

（1）对男性生殖功能的影响。

CS_2 可通过血睾屏障直接作用于性腺，影响生精细胞的成熟，损伤睾丸间质细胞，影响睾丸内分泌功能，从而影响性功能和性行为。接触较高浓度 CS_2 可对男性生殖器官造成损伤，出现性功能障碍，表现为性欲减退，勃起障碍，性高潮减退等。精液检查可见精子数目减少、活动度下降、精子畸形率增高，尿中睾酮降解产物 17-酮类固醇含量下降，血中促性腺激素、卵泡刺激素（FSH）、黄体生成素（LH）含量明显增高，而泌乳素（PRL）含量降低。表明 CS_2 可影响丘脑下部—垂体—性腺轴的内分泌功能。

CS_2 作业工人子代先天缺陷发生率增高，以腹腔缺陷（腹股沟疝和脐疝）、中枢神经系统缺陷（无脑儿、脊柱裂和大脑发育不全）和先天性心脏病常见。

（2）对女性生殖功能的影响。

CS_2 作业女工月经不调较多见。临床表现为月经周期异常，周期延长、缩短或周期紊乱不规则；痛经；经期延长及血量过多。也有少数人表现为月经过少。其中，以月经过多综合征较为多见，表现为经量过多，经期延长，月经周期缩短。从事 CS_2 作业的年轻女工月经异常患病率高于成年女工。CS_2 接触导致的月经不调，以周期异常最为多见，且 CS_2 作业女工绝经年龄提前。月经异常可能是神经内分泌失衡引起的功能性损伤。

CS_2 可能影响丘脑下部—垂体—卵巢轴的内分泌平衡而导致月经异常。

CS_2 作业女工受孕时间延迟，早早孕丢失率高于普通女工，而且与 CS_2 接触浓度有关。

对胚胎及胎儿发育的影响，产妇胎儿脐血中检出了 CS_2，说明 CS_2 是可以通过胎盘屏障进入胎儿体内的。

CS_2 有致畸作用，CS_2 作业工人子代先天缺陷患病率高于一般水平，以先天性心脏病、腹股沟疝及中枢神经系统缺陷多见。

CS_2 可自乳汁排出，排出量与空气中 CS_2 浓度及工作日内接触 CS_2 的时间长短有关，且存在较大的个体差异。

第四节 类金属及其他化学物

碘、氟、砷、硒

（一）碘

1. 理化性质

碘是一种活泼的非金属元素，属于强氧化剂。碘主要以单质、碘化物及碘酸盐存在。单质碘是固体，有金属光泽，在常温下呈黑色或蓝黑色，在 $0 \sim 55$℃晶体碘会缓慢地升华，游离碘可与多种元素化合。多数碘化物易溶于水且易被氧化，甚至光照下，水中碘化物也能被空气氧化。

2. 进入人体途径和生理功能

碘主要从食物和饮水中摄入，以消化道吸收为主。碘在人体的总量有 $25 \sim 50$ mg，其中 50%存在肌肉中，20%存在甲状腺内，10%存在皮肤，6%存在骨骼内，其余 14%散在各内分泌腺内、中枢神经和血浆中。碘含量浓度最高的是甲状腺，甲状腺所含的碘有 99%为有机结合碘，即甲状腺球蛋白、甲状腺素等。碘主要从尿中排出。

碘是人体必需的微量元素。它是合成甲状腺素不可缺少的原料，甲状腺素能增强机体能量代谢和气体代谢。碘的需求量因个体差异，很难确定每个人的生理需要量。

3. 生殖发育毒性

（1）碘缺乏对男性生殖发育的影响研究得较少。有报道，碘缺乏可以引起男性生殖功能不良，降低生育率。

（2）对女性生殖发育的影响。

①碘缺乏

a. 对月经和生育率的影响　许多资料报道了碘缺乏地区女性月经异常、不孕、不排卵、流产和死产的发生率大大高于非病区。碘缺乏实验动物的受孕率和产仔率大为下降。

b. 对妊娠结局的影响　碘缺乏地区流产、早产、死胎、先天缺陷发生率和围产期婴儿死亡率增高。这与孕早期母体严重缺碘密切相关。

c. 对胎婴儿生长发育的影响　孕妇严重缺碘，可引起地方性克汀病、地方性聋哑、新生儿甲状腺功能低下、脑皮质发育不全、智力低下、不育症、地方性甲状腺肿等一系列亲代和子代的各种功能障碍。对人类最大危害是脑发育落后，直接危害人口素质。

胎儿发育迟滞，神经运动功能落后，胎儿甲状腺功能低下是胚胎期轻度缺碘，合成甲状腺激素不足所致。

新生儿甲状腺功能低下是胚胎期甲状腺功能低下的延续，新生儿甲状腺功能低常可发展成克汀病，如及早发现，及早用甲状腺素作替代治疗可明显减轻脑发育落后。

因孕早期母体严重缺碘导致胎儿脑形态发生期缺碘，严重影响了胎儿脑的发育和功能，致出生后在儿童期表现为呆小症（地方性克汀病）。典型特征有眼距宽、鼻翼宽、口唇厚、聋哑、身材矮小、语言不清、声音嘶哑、愚笨、严重者可达到白痴。运动系统功能障碍，行走蹒跚，有的呈痉挛性瘫痪。临床上分为三型，神经型：痴呆、聋哑和痉挛性瘫痪为主要症状，甲状腺肿不明显；黏液水肿型：矮小、水肿为主要症状，骨发育迟缓或见甲状腺肿；混合型：兼有两者特征。亚临床克汀病为胚胎期轻度缺碘或因碘缺乏纠正不彻底而发生的克汀病，主要症状为轻度智力落后、神经系统障碍，运动反应迟钝，语言和听力差。

单纯性聋哑，由于胎儿发育早期有过暂时性缺碘，使胎儿内耳受损。

由于碘盐的普遍使用，碘缺乏对婴幼儿带来健康影响的情况已越来越少。

②碘过多。胎儿和婴儿的甲状腺发育不完全，对碘很敏感，自调机制差。当母亲大量摄入碘，则可导致胎儿和乳婴甲状腺肿大，伴有或不伴有甲状腺功能减退。

（二）氟

1．理化性质

氟是活泼的非金属元素，为淡黄色的气体，具有强烈的刺激性。在自然环境中氟可氧化所有的金属形成氟化物，可与大多数非金属直接发生猛烈的反应。环境中没有元素状态的氟，而以氟化物状态存在。最常见的氟化物有氟化钙、氟铝化合物、冰晶石和氟磷灰石等。环境中的氟化物具有一定的水溶性；有些氟化物的沸点低，在常温或较低温度下能气化，具有挥发性；氟化物易被无机胶体和有机胶体吸附，具有富集作用；氟可与许多元素形成络合物，含氟络合物性能较稳定。

2．接触机会

（1）环境污染：燃煤污染及大量使用含氟高的劣质煤的工厂可排出大量含氟废气，污染空气、水源和农作物，进而引起人、畜中毒。久而久之，可造成氟在环境中积累，最终可能形成次生型地方性氟病区。

（2）职业接触：一些工业厂矿，如磷肥厂、铝合金厂、炼钢厂等，在冶炼和加工过程中，职工有可能接触高氟。

3．进入人体途径和生理功能

进入人体的氟，约 65%来自饮水，30%来自食物。饮水和食物中的氟，经消化道吸收，空气中的氟则由呼吸道吸收。进入机体的氟化物，经过血液循环，进入器官组织，约 98%存在于骨骼、牙齿中。氟的排泄主要经肾脏由尿排出。

氟是人体必需的微量元素之一，但需要量极微。氟具有多方面的生理作用：参与人体的骨骼代谢，适量的氟能维持机体正常的钙磷代谢，有防龋齿和促进机体生长发育作用，改善免疫功能，并对神经传导和代谢酶系统有一定的作用。

4. 生殖发育毒性

（1）男性生殖发育毒性。

有报道，氟中毒可以引起生殖功能不良，降低受精率。在动物的毒性实验中发现，给予小鼠高氟暴露后，小鼠精子畸形率明显增高。大鼠摄入高氟还可抑制血清睾酮，且呈剂量—反应关系，这提示氟可损伤睾丸间质细胞的功能。

（2）女性生殖发育毒性。

氟中毒地区女性月经异常、不孕、不排卵、流产和死产的发生率大大高于非病区。高氟地区流产、早产、死胎、先天缺陷发生率和围产期婴儿死亡率增高。氟对胎婴儿生长发育有影响，伴有发育障碍和骨畸形。氟在胎儿体内的分布为：颅骨＞股骨＞胸腺＞心肌＞肌肉＞软骨＞肝脏＞肺＞肾＞脑。高氟地区胎儿大脑、海马及小脑皮质神经细胞发育较差，细胞体积小，分布密集。胎儿体内的氟可透过血脑屏障蓄积脑组织中，脑内去甲肾上腺素、5-羟色胺和α-受体含量明显降低，致使神经组织细胞发育迟缓。

氟还有抑制内分泌腺的作用，对生殖腺、肾上腺和胰腺均有抑制作用。在动物的毒性实验中发现氟可损害大鼠脑弓状核，而弓状核受损可使丘脑—垂体—性腺轴功能改变。

（三）砷

1. 理化性质

砷（As）属类金属，有灰、黄和黑色三种同素异形体。其中灰色晶体具有金属性，质硬且脆，熔点为817℃（28大气压），于615℃时升华。砷在自然界中多以化合物的形式存在。砷化物有很多种类，常见者有三氧化二砷、五氧化二砷、砷酸铅等。

2. 职业接触

三氧化二砷用于玻璃工业中作脱色剂，农业中用于杀虫、灭鼠和除莠，皮毛工业中用于消毒防腐；雄黄（As_2S_2）、雌黄（As_2S_3）、巴黎绿（醋酸亚砷酸铜）用于制备工业颜料；无线电工业中应用三氯化砷等。

3．进入人体途径

砷不溶于水，不易为人体所吸收；砷的化合物可经消化道、呼吸道和皮肤吸收。进入人体内的砷多分布在肺、肾、脾中，头发、指甲、皮肤次之。砷在机体内的代谢较快，半衰期为 10 小时至几天。

4．生殖发育毒性

（1）男性生殖发育毒性。

高剂量砷化物可能损害睾丸和附睾，使精子数量减少、活动力下降、精子畸形率增高。

（2）女性生殖发育毒性。

高砷使女性流产和不正常妊娠者显著增高，生育力降低；所生小孩的先天性畸形以及多种畸形的发生率明显升高；无机砷是致畸剂，可出现露脑畸形、脑积水、眼球外突、泌尿生殖畸形和肋骨畸形等。先天性小儿砷中毒，患儿出生后表现为手脚皮肤纹理不清，间有小白点，全身皮肤颜色异常。砷能通过胎盘而进入胎儿体内，严重者可引起胎儿死亡。砷可通过乳腺排出进入乳汁，母亲砷中毒后，婴儿吃母乳也可引发砷中毒。哺育期女性服用含砷的药物后，其乳汁中可发现砷。

（四）硒

1．理化性质

硒是类金属元素，硒以三种形式存在，红色无定型粉末，放置变为黑色粉末，加热变为红色结晶。在室温下，硒不易被氧化，加热时可产生蒸气，或燃烧生成二氧化硒。硒与各种金属及非金属作用能生成硒化物。在潮湿的空气中遇氧可氧化成游离的硒。元素硒几乎不溶于水，但可经多种途径进入环境。硒酸盐、亚硒酸盐、无机硒化合物和有机硒化合物的溶解度不一，对植物和动物的生物学效应亦不同。

2．职业接触

含硒矿产的开采利用、矿物燃料的燃烧、硒及硒化物的冶炼；全球硒的 50%用于制造整流器；硒用作脱色绿玻璃和制造红宝石玻璃；生产不锈钢和铜合金；作橡胶添加剂和杀虫剂；硒用于胰脏放射性扫描、照相复制术及 X 硒版摄影。结晶硒是重要的光导电材料。二氧化硒是工业用硒化物，可生产其他硒化物和作生物碱试剂。二氧化硒也是工业主要硒污染物。

3. 进入人体途径和生理功能

硒或硒化物可通过消化道、呼吸道或皮肤进入人体；硒和硒化物都能被胃、肠道吸入血液，与红细胞和血浆蛋白结合成硒蛋白复合物，分布全身。硒在人体内主要分布于肾、肝、视网膜、骨、指甲和头发。硒代谢主要随尿排出，其次是通过粪便排出和肺呼出。

硒是人体必需微量元素，是人体多种酶和蛋白质的重要组成成分，有很强的生物活性，参与多种生理生化作用。硒作为体内的抗氧化剂，主要是通过 GSH-px（血液含硒谷胱甘肽过氧化物酶）而起作用。硒对体内已生成的过氧化物起解毒作用，参与辅酶 A、辅酶 Q 的合成，刺激免疫球蛋白的产生，有保护心脏、肝、肾和增强免疫的功能；调动人体抗癌因素，抑制癌细胞的生长；降低铅、镉、汞、铊、砷、铬等毒物的毒性；促进维生素 E 的利用；注射适量硒化物或服用含硒高的食物，能提高视力。

4. 生殖发育毒性

（1）男性生殖发育毒性。

硒是精子发生中不可缺少的重要成分，对精子正常功能的发挥至关重要。硒可拮抗氟产生的脂质过氧化损害，提高精子活力，降低精子畸形率。但高浓度的亚硒酸盐，可使生育能力下降，新生儿发育迟缓。

（2）女性生殖发育毒性。

职业接触硒的女性，可导致月经不规则以及闭经，畸胎发生率较高，接触亚硒酸钠的女性流产率增高。硒能通过胎盘屏障，经胎盘转运分布在胎儿组织中，影响胎儿牙齿和骨发育，硒还可通过母乳影响胎婴儿生长发育。

第三章　物理及其他有害因素对女性生殖健康的影响

第一节　物理因素

一、电离辐射

（一）职业接触

（1）核工业系统如放射性矿物的开采、冶炼和加工以及核反应堆、核电站的建立和运转。

（2）射线发生器的生产和使用，如加速器、X 射线和γ射线的医用和工农业生产用辐射源。

（3）放射性核素的加工生产和使用，如核素化合物、药物的合成及其在实验研究及诊断、治疗上的应用。

（二）致突变、致癌效应

辐射诱发物种的突变现象早已被人们熟知。电离辐射诱发的基因突变多为基因缺失或重排，而点突变只占很少部分，与化学致癌多是点突变不同。α粒子比γ射线、X 射线更易诱发基因突变。在一定的剂量范围内，剂量与某一特定基因位点的突变存在着剂量-效应关系。

辐射主要在肿瘤的始发阶段起作用并通过对 DNA 的损伤来完成。辐射诱发的胸腺淋巴瘤、髓样白血病、骨肉瘤、皮肤癌、乳腺癌和肺癌中，含有一些癌基因的突变、基因重组及染色体重排。尤其是在辐射诱发髓样白血病中，2 号染色体的缺失/重排是其细胞遗传学的特征，且诱发此种 2 号染色体重排是发生在白血病早期。

人类流行病学研究表明，辐射可引起肿瘤发生率增加，例如原子弹爆炸影响人群的白血病、实体瘤、乳腺癌和肺癌发病率等。苏联切尔诺贝利核电站事故后周围地区人群癌症，尤其是儿童的甲状腺癌发生率增加。受氡子体照射的矿工肺癌发生率增加。

（三）对生殖功能及胎儿发育的影响

1. 对男性生殖功能的影响

睾丸的曲细精管上皮对辐射的敏感性极高。不同发育阶段的生殖细胞其辐射敏感性为精原细胞＞精母细胞＞精子细胞＞精子。引起人精子缺乏的剂量不到 1Gy。单次照射 0.1～0.15Gy 可引起暂时不育；3.5～6Gy 可产生永久不育。15Gy 照射后，睾丸间质细胞和支持细胞虽然形态上无明显变化，但雄性激素分泌减少。此外，还可引起阳痿和精子变性。

2. 对女性生殖功能的影响

卵巢对辐射较敏感。成年女性卵巢中约有数万至数十万个卵泡，处于不同成熟阶段，当初级卵泡、次级卵泡和成熟卵泡全部死亡后，成为永久不育。单次照射 1.26～1.5Gy，可使 50% 女性暂时闭经；照射 1.7Gy 引起暂时不育；2.5～6.0Gy 可发生永久不育。卵巢滤泡处于增殖期时，颗粒细胞高度敏感，它是卵母细胞的支持成分，其损伤和破坏可严重影响卵母细胞的活力。经绝育剂量照射后，卵巢初级卵泡全部或几乎全部丧失，黄体和间质细胞变性和减少。当卵巢萎缩时，子宫、输卵管、阴道和乳腺发生相应变化。辐射对女性生殖功能的危害除与照射剂量有关外，尚与受照女性的年龄有关。

3. 对胎儿发育的影响

妊娠 4～11 周的受照者，几乎全部子代均出现严重畸形；妊娠 11～16 周的受照者，导致子代发育障碍；妊娠 20 周的受照者，未引起畸形，但是小儿出生后有皮肤红斑或异常的色素斑及造血系统机能不全。在排卵后 8～15 周接受 1Gy 照射的胎儿，大约有 75%（9/12）将成为智力低下者，比对照组高 50 多倍。受照后小头症的发病率增加。有报道指出，出生前接受很少量放射性碘，也有诱发甲状腺癌的危险，因此在妊娠期应当避免使用放射性碘。性比值（男/女）的改变被认为是诱发遗传物质损伤的一个重要指标。父方受照射，可将显性致死突变基因传给女儿，引起女胎死亡；而母方受照射结果则相反。

儿童受照射引起的损伤往往比成年人更严重。

二、射频辐射与微波

（一）职业接触

（1）制作及使用发射管及发射机的工厂及研究所。

（2）广播、电视：接触射频波谱各频段。

（3）通信、雷达及导航：接触各频段射频辐射。

（4）工业企业如高频焊管机、高频淬火机、热合机等接触高频辐射。

（5）理疗：接触各频段射频辐射。

（6）食品、药物、棉纱等的加热干燥及消毒可接触短波、微波。

（二）对生殖功能及胎儿发育的影响

1. 对男性生殖功能的影响

男性工人生殖器官对射频辐射和微波的热作用敏感。由于微波的致热作用影响睾丸的曲细精管细胞，特别是初级精母细胞。表现为曲细精管变性、凝固、生殖细胞损伤明显，从而影响精子的生成，而对间质细胞和支持细胞无明显作用。曾有报道，电子工业部分高频作业男性工人性欲减退、性功能低下、精子数量减少、精子活力不足，曲细精管内壁变性，成熟精母细胞数量明显下降。微波照射后的精子乳酸脱氢酶-同功酶（LDH-X）活性，在一定时期下降，间隔一定时期后能恢复正常。

微波辐照大鼠阴囊可导致附睾上皮与有氧氧化有关的酶琥珀酸脱氢酶（SDH）、三磷酸腺苷酶（ATPase）、6-磷酸葡萄糖磷酸酶（G-6-Pase）等活性降低，而乳酸脱氢酶（LDH）、6-磷酸葡萄糖脱氢酶（G-6-PD）等非氧化酶则活性升高。

2. 对女性生殖功能的影响

高频电磁场及微波作业的女工月经紊乱发生率增高。大鼠试验发现动情周期紊乱。但卵巢及子宫无病理异常。曾有女性暴露于微波引起自然流产及乳汁分泌减少的报道。

3. 对胎儿发育的影响

动物实验可见微波对胚胎发育的影响和死胎、畸胎、发育迟缓等现象。对人类胎儿发育的影响未见报道。

三、工频电磁场

（一）致癌与促癌

电磁场是否引起肿瘤一直是国内外争论的话题，有报道称儿童白血病与磁场有关。

（二）对生殖功能及胎儿发育的影响

（1）视屏作业（VDT）的影响（参见视屏作业）。

（2）核磁共振作业（MRI）的影响　MRI已在医院中逐渐普及。有研究显示，病人、志愿受试者、检查者接触稳态磁场、时变磁场和射频电磁场（1～100MHz），目前未发现有不良反应。

四、噪声

（一）职业接触

噪声有生产性噪声、环境噪声和生活噪声。工业生产中，机械摩擦、冲撞、转动产生噪声，如纺织机、各种机床、电锯等所发出的噪声，压缩空气机、通风机、发电机的噪声。农业生产中拖拉机、打谷机的噪声等。环境噪声中最常见的是交通噪声，如居住在机场附近飞机起降时的噪声，公路、铁路附近汽车、火车的噪声等。

（二）对女性生殖功能及胎儿发育的影响

（1）大量调查研究结果表明，噪声对月经有影响，主要表现为月经周期异常与痛经。

（2）孕期接触高强度噪声特别是大于100dB（A）的噪声，尤其是非稳态噪声，妊娠恶阻及妊娠高血压综合征发病率明显增高，自然流产及死产的发生率增高，早产及低出生体重的发生率增高，并有孕期接触噪声导致胎儿宫内发育迟缓发生率增高的报道。

孕期接触强噪声可能是早产、低出生体重和产妇产后出血的危险因素。工作中接触噪声同时又从事立位作业或轮班作业的女性，发生早产及低出生体重的危险更有所增加。

（3）母体腹壁的各种组织，子宫、羊水以及其他组织结构，对胎儿听力可以起到一定的保护作用，但母亲腹壁减弱声音的作用很有限，而胎儿的听力系统对噪声损伤敏感，因耳蜗及其他结构尚需要达到结构和功能上的成熟。因此，噪声对听力有显著的不良影响，且孕妇接触噪声强度越高、接触时间越长，儿童的听力损失越严重。

（4）国内外学者对母亲妊娠期间接触噪声对子代出生后智力发育的影响进行了大量研究。研究者认为，孕期接触强噪声[102～104dB（A）]对胎儿的脑发育、儿童期学习能力、心理健康有影响，这方面还有待进一步研究。

五、振动

（一）职业接触

（1）局部振动：使用各种风动工具如风铲、风钻、凿岩机、铆钉机等的作业，或使用电动工具，如电钻、电锯、砂轮机、抛光机等的作业接触局部振动。

（2）全身振动：各种交通工具如汽车、火车、飞机、轮船等的司机、乘务员的工作；拖拉机、推土机、收割机等农用机械的司机工作等接触全身振动。

（二）对生殖功能及胚胎发育的影响

WHO 提示，全身振动对男性和女性的生殖过程均可引起不良影响。全身振动往往与噪声同时对男性生殖功能产生影响，导致精子生成减少。但目前缺乏专门的研究资料。

全身振动对女性生殖功能的影响较男性大，尤其是周期性大振幅的振动。全身振动影响盆部器官的血液供给情况，可使盆部器官血管紧张度下降，静脉淤血。盆部器官长期血液循环不良，必将影响盆部器官的营养状况，久之导致其抵抗力下降，促进盆腔炎症的发生或已有炎症的恶化。全身振动对月经有影响，月经异常患病率增高，主要表现为月经周期异常、血量增多及痛经。妊娠女性脊柱的负担加大，暴露于全身振动可能增加椎体的压力、紧张和劳损。妊娠时还可影响胎盘的营养供给，从而影响胚胎和胎儿的生长发育，易导致自然流产和低出生体重的发生。

20 世纪八九十年代研究报道，接触全身振动的纺织女工（同时接触噪声）、女水泥捣固工、公共汽车及无轨电车的女司乘人员盆腔炎发病率、自然流产率及早产率增高。但接触全身振动对先天缺陷及新生儿死亡没有明显影响。

六、高温

（一）职业接触

冶金工业的炼焦、炼铁、轧钢，机械工业的铸造、锻造、热处理等高温车间、炉窑、锅炉房；印染、缫丝、造纸；餐厅、面包房；洗衣房；消防队；农业、建筑、搬运工及军队等的夏季室外作业。

（二）对生殖功能及胎儿发育的影响

1. 对男性生殖功能的影响

高温对精子的发生有不良影响。研究表明，精子对外环境的热作用敏感，当睾丸温度升高时，精子数有下降的倾向。20 世纪90 年代就有报道，经常从事消防工作的专业人员，由于环境高温，穿防护服，使体温升高，高温环境可影响阴囊的热散失，导致睾丸温度升高，可损伤男性生育力，且也可能致畸。由于高温作业，如制陶器业、夏季露天作业工人及职业司机精子数目减少，活力降低。

2. 对女性生殖功能的影响

长期处于极高温环境作业可能导致孕早期的自然流产发生率增高。

3. 对胎儿发育的影响

研究认为，母体体温达 38.9℃以上时可致胚胎神经管畸形和其他胎儿发育异常。

七、低气压

1. 对女性生殖功能的影响

长期处于低气压的女职工容易发生月经紊乱，生育力降低。

2. 对胎盘与胎儿发育的影响

高原低氧环境下，胎儿的发育可受到影响。与平原相比，高原地区胎儿胎盘重量较大，胎儿体重较轻，胎盘重量与新生儿体重的比值即胎盘指数增大。平原地区胎儿的胎盘指数的上下限值为0.10～0.18，如超越此限，将可出现围产期疾患。

高原低氧环境下，胎盘功能亦受影响，表现为孕妇血、尿、脐带血及羊水中雌三醇水平较平原地区有所减低；正常分娩足月新生儿的平均体重明显低于平原地区的平均值。新生儿出生体重是衡量胎儿发育的一个重要指标，高原新生儿的低出生体重也将影响到以后的发育过程。

3. 对儿童和青少年生长发育的影响

高原低气压缺氧环境对儿童和青少年的生长发育也有明显的影响。高原儿童生长发育较差，表现为身高较矮，体重较轻，7～16岁各年龄组身高、体重平均值比平原组均低，且随海拔升高而更加明显，即缺氧程度越严重，对生长发育的延缓作用越明显。

除高原儿童的身高、体重、坐高、胸围值低于平原同龄儿童外，其骨骼和牙齿的发育也明显迟缓，儿童智能发育与平原标准相比也有差距。与生长迟缓一致的是高原青少年的青春发育期也较晚，第二性征的发育和女孩月经初潮年龄比平原青少年晚2～3年。

八、超声波

（一）职业接触

（1）超声波是机械振动的传播，工业用超声波装置：其频率为20～100 kHz。

（2）诊断用超声波装置：常用频率为2～4MHz（探头）及7.5～10MHz（传感器）。多普勒设备产生重复脉冲波，诊断过筛用强度常常≤3 MW/cm^2，治疗用则其强度为0.5～3W/cm^2。

（二）对生殖功能及胎儿发育的影响

（1）动物生殖器官对超声波敏感，可产生退化、坏死和萎缩。超声波能抑制睾丸产生精子的过程和繁殖能力。用超声波能使豚鼠和小鼠暂时不孕，因卵泡的发育被抑制，但低剂量超声波能增大和延长大鼠的动情期。

对于雌性动物，在交配前 1 天到几天用强度 $45W/cm^2$ 的脉冲性超声波作用，或在交配当天用连续性超声波作用，可使交配无效。

（2）超声诊断对人体宫内胎儿的安全性的实验研究显示，照射 20 分钟，绒毛细胞超氧化物歧化酶（SOD）、谷胱甘肽过氧化物酶（GSH-PX）活性降低，新生儿角膜上皮水肿，此外还可使胚胎大部分细胞增殖延缓。照射 30 天使胎儿心脏超微结构改变。

（3）流行病学调查未见超声波引发的出生缺陷、胎儿死亡、儿童认知功能或行为影响。

第二节　劳动组织与其他因素

一、视屏作业（VDT 作业）

（一）VDT 作业时的职业危害

（1）VDT 有电磁辐射，在它的周围可测得：①电离辐射：X 射线、光辐射；可见光、紫外线、红外线；②非电离辐射：高频、甚高频、中频、低频、甚低频、极低频、静电场。但辐射剂量均很小，不超过各自的现行卫生标准。各种 VDT 上的阴极射线管（CRT）是产生电磁辐射的根源。

（2）屏面的反光、眩目和闪烁可对 VDT 作业人员的视觉造成较大的负荷。

（3）长时间专注地注视屏幕及进行键盘操作所引起的视力紧张。

（4）VDT 作业时，操作者必须端坐、上臂垂直、前臂和手保持水平，处于强迫姿势。长时间作业能引起持续的静态紧张，工作台和工作椅如不合适，更易造成某些肌肉群的过度紧张。

（5）VDT 工作室多为空调室，往往室内外温差大，空气中阴离子浓度偏低，阳离子浓度增高，阴阳离子比例失调，臭氧浓度明显低于自然通风的办公室，CO_2 浓度增高，细菌数目增加，致使 VDT 工作室内空气的卫生质量下降。

（6）VDT 操作者需要不断地眼观屏面和文件，手指按键，为避免差错，注意力高度集中，精神紧张。有人认为，长时间持续紧张引起的全身疲劳，很可能成为某些孕妇发生自然流产的诱因。

（二）对人体的影响

（1）VDT 作业人员头痛、头昏、头晕、乏力、记忆力减退者的比例大于一般工作人员，注意力、记忆力、视运动反应能力下降，并易患感冒。可能与长时间持续紧张作业所引起的全身疲劳以及长时间于空调室内作业有关。

（2）VDT 作业对眼睛的影响是 VDT 作业中最突出的职业危害。使用 VDT 会造成眼睛调节机能的暂时性变化。VDT 操作者的眼睛，不断地在荧屏、文件、键盘上频繁移动，每天移动的次数可高达 10 000～30 000 次，两眼在亮度和视距的频繁变化中过度调节，很容易造成视觉疲劳。多数 VDT 操作者工作后有眼睛不适，主要表现眼酸、眼胀、眼睛疼痛、视力模糊以及流泪、发痒等，一般称为"视疲劳综合征"。屏幕质量（如反射、闪烁、眩光等）和工作场所的照明，是影响眼睛不舒适的主要因素。

（3）VDT 作业时由于长时间以端坐姿势进行键盘操作造成某些肌肉群的过度紧张，故常出现骨骼肌肉不适的症状，表现为颈、肩、背、臂及腕、指关节的发僵、疼痛、麻木、痉挛等，一般称之为"颈肩腕综合征"。

（4）VDT 作业的电磁辐射剂量远低于国际上现行的射线职业暴

露的标准，关于 VDT 对人体是不是一种有危害的辐射源，仍然存在争议。

（三）对生殖功能及胚胎发育的影响

（1）长时间坐位作业，且体力活动少，易使盆腔内器官处于允血状态，导致月经不调，出现痛经。患有盆腔炎的女性，可使炎症加剧，甚至经久不愈。

（2）VDT 作业是否引起自然流产及出生先天缺陷儿仍然是一个有争议的问题，各国学者对此进行了大规模的流行病学研究及实验研究。

多数流行病学研究结果，认为 VDT 作业不是导致自然流产增多的危险因素，但也有个别报道，在怀孕 3 个月之内，每周 VDT 作业时间超过 20 小时的职业女性，与不使用 VDT 的职业女性比较，自然流产的危险性明显增高。VDT 作业的电磁辐射中包括极低频（ELF），1998 年美国国家环境卫生研究所召集的国际工作小组在对极低频磁场的可能健康危害所做的结论中，ELF 磁场被视为"可疑人类致癌物"。已知多种致癌物对胚胎发育具有不良影响。

20 世纪 80 年代瑞典研究者认为先天缺陷与孕期从事 VDT 作业有关联。但 VDT 作业是否是先天缺陷的危险因素也尚无肯定的结论。

（3）目前尚未发现 VDT 作业者早产、死产、低出生体重及新生儿死亡的危险增加。也有资料显示，每周从事 VDT 作业时间的长短，似乎对妊娠结局和胚胎发育有一定影响。目前还缺乏对 VDT 作业时的暴露情况和作业条件与妊娠结局之间有无关联进行系统的研究，没有充分的科学依据确定 VDT 作业对女性的生殖健康的影响。为保护电脑操作者的安全和健康，有必要进一步进行 VDT 作业时暴露情况如电磁辐射的强度与接触时间对人体健康影响的综合评价以及 VDT 作业时各种职业危害对女性生殖健康联合作用的研究。

二、不良工作体位

劳动过程中，人们往往需要长时间持续采取一种体位（姿势）进行工作，即所谓强制体位。强制体位中个别器官和系统的过度紧张，可造成对劳动者健康的损害。

（一）职业接触

女职工较多的纺织工业，如缝纫工、制鞋工、纺织细纱工以及服务行业的女服务员、女售货员，公共交通的售票员等多数采取立位作业。

（二）职业卫生特点

长时间立位作业时，由于重力引起的流体静力学作用影响静脉血回流，下半身血流瘀滞，子宫等盆腔部脏器充血，痛经的患病率较高。工作后下腿围增加者较普遍，较坐位作业者及男性的腿围变化明显。除静脉回流不佳外，立位时交感神经兴奋不足，导致脑部血液供给相对不足，通过容量感受器反射引起醛固醇分泌增加，故易出现下肢水肿。

同时，由于立位作业下肢肌肉持续紧张，腿脚发沉、发僵、疼痛等症状的发生率与下腿围的增加程度成正比。长期立位作业时，下肢静脉曲张的发病率增高。

（三）对生殖机能的影响

长期立位作业，容易发生痛经。长期从事立位作业的职业女性，子宫位置异常（后倾或下垂）、子宫低位的频率也增加。尤其对未成年少女，长时间立位作业可影响骨盆发育，致成年后难产发生率增高。

长期坐位工作也影响下肢静脉血回流，可使盆部器官充血，可发生痛经及使盆腔炎症加重。如果腰部没有充分的支撑，手和下肢又悬空不着地，如缝纫工、制鞋工、纺织细纱工及电车、汽车售票员等，腰背肌高度紧张而引起脊柱弯曲。同时，因长期坐位缺乏锻炼者，骨盆底组织松弛、无力，易引起便秘和痛经，分娩时也易引起宫缩无力，易罹产伤。有人报告坐位作业女工分娩时会阴撕裂的发生率高于立位作业者。强制劳动体位对年轻女性的生长发育有害，可能造成骨盆发育畸形和性器官位置异常，因而更应引起注意。因此，应根据工种特点，适当调配劳动时间、劳动体位、休息制度、工间休息要做工间操。

三、流水线作业

（一）职业接触

流水线作业常见于劳动密集型企业中，在某种复杂的电子产品的组装过程中，工人分坐在传送带一侧或两侧，每位工人只完成自己有限的部件组装任务即可，如装电子元件、焊接线路、安装部件、拧紧螺丝等。虽然操作内容简单，但有时间和速度要求，即要求快且准确，不能影响整体操作工序流程进度和产品质量。

（二）对人体健康的影响

流水线作业工人分工明确，容易熟练掌握操作技术，有助于提高劳动效率和产品质量。但由于工作内容单一，协作单调，使工作人员较易产生一种刻板、厌烦和淡漠的职业倦怠感，对工作提不起兴趣，难以集中精力，产生紧张烦躁、无奈的感觉，使人心情烦闷，倦怠疲劳。在工作一段时间后，人体感觉的敏锐性、反应能力和速度开始下降。女职工从事此类工作由于其生理特点，也会带来相应的影响，痛经、月经不调、感染等机会增加。

心理疲劳能使人的警觉性降低，感觉与反应的能力和速度下降，变得迟钝，动作的准确性和灵巧性降低，影响生产劳动的效率，工伤事故会因此增加。

1. 身体疲劳部位及表现

有些生产流水线的操作需要工人长时间采取强迫体位。强迫体位或者被动体位首先易使人某些特定部位产生疲劳，进而导致全身性疲劳。如果长期在强迫体位下工作，可能引起慢性肌肉骨骼损伤、腰肌劳损、肩肘腕关节综合征、膝关节痛、骨质增生等工作相关疾病。

2. 职业紧张与相关疾病

职业紧张对身心健康的影响，早期主要是功能性失调。如心理不良反应有：焦虑、厌烦、疲劳、脾气暴躁、孤独感、无奈感等；生理不良反应为胸闷、心悸、食欲不振、腹胀、腹泻或便秘、失眠多梦等；还可常见行为不良，如吸烟、酗酒、冲动与对抗行为，甚至吸毒等。

长期处于职业紧张状态，会导致神经内分泌功能失调，引发身心疾病，如高血压病、冠心病、胃溃疡、肠痉挛、结肠炎、神经性头痛、甲状腺功能亢进、糖尿病等。工作相关疾病往往是由多因素所致，需要采取综合措施来预防控制。

（三）对女性生理的影响

在流水线工作中，长期立位作业，容易发生痛经。长期从事立位作业的女性，还容易发生下肢静脉曲张、子宫位置异常（后倾或下垂）等。长期坐位工作也影响下肢静脉血回流，可使盆部器官充血，易发生痛经及使盆腔炎症加重。强制体位对青年女性的生长发育更为有害，可能造成骨盆发育畸形和性器官位置异常。

四、重体力劳动及负重作业

重体力劳动和负重作业有所区别，重体力劳动是从事劳动强度和体力消耗较大的作业，而负重作业是在劳动中伴有搬、抬、扛、推、拉或提举重物的作业，这两者在以体力劳动为主的作业中往往同时存在。女工所从事的工种中属于重体力劳动者，主要为从事各种原材料或成品的运搬作业，如纺织厂中运送棉卷及布匹，铸造车间中运送砂型，陶瓷工厂的成型工或拣选工等。随着我国现代化程度的提高，女性从事负重作业和重体力劳动的情况已逐渐减少，主要在一些小型非公企业存在。

重体力劳动及负重作业对女性健康的影响

长期从事重体力劳动，特别是搬运重物时由于腹压增高，盆腔内生殖器官受压发生移位，可引起子宫后倾、子宫下垂，严重者可发生子宫脱垂；孕妇从事较重体力劳动，易导致流产、早产、胎儿发育迟缓及胎儿或新生儿死亡率增高；长期负重可引起月经失调，出现痛经、月经过多或月经不规则；负重作业职业女性慢性肌肉关节劳损及骨关节疾病较多，如慢性腱鞘炎、肩周炎、腰痛等。具体如下：

（1）月经异常较多见：职业女性从事超过负重能力的劳动，可引起腹压增高、盆腔淤血，往往导致月经障碍。从事重体力劳动的女性，主要表现为月经周期紊乱，可出现痛经、月经过多、经期延长，少数且可表现为月经不规则、闭经等。

（2）长期从事重体力劳动及负重作业的女性可发生子宫移位及生殖器官下垂。当从事重体力劳动特别是伴有负重作业时，由于腹压增加，子宫、阴道等盆部器官被向下压，可出现一时性下垂，休息后可恢复，长期持续者可发生子宫移位及生殖器官下垂。

负重 10～20 kg 时，子宫位置无明显变化；负重超过 30～40 kg 时，子宫颈明显下降，停止负重后，经过一定时间可复位。有些女性本身子宫后倾，则负重 20 kg 时子宫颈已明显下降，停止负重后恢复也较慢。故重体力劳动及负重与子宫脱垂有一定关系。

（3）孕妇从事重体力劳动及负重作业易引起流产及早产。妊娠期从事重体力劳动的女性，胎儿生长发育迟缓的发生率及胎儿或新生儿死亡率增高，这是由于劳动时的工作体位使得自子宫流入胎盘的血流减少所致。所以孕期从事重体力劳动可使胎儿生长发育迟缓及胎儿或新生儿死亡率增高，婴儿出生时体重低于平均水平。

（4）孕妇从事重体力劳动及负重作业使早产、小于孕龄儿及妊高征危险明显增高。

（5）未成年女性长期从事重体力劳动及负重作业可影响骨盆的正常发育，引起骨盆狭窄或形成扁平骨盆。

（6）长期负重作业女工慢性肌肉劳损以及骨关节疾患的发病较多，如前臂的慢性腱鞘炎、肩周炎等，腰痛也较常见。

女性骨盆内脏器分布有复杂的静脉丛，腹压增加时易发生瘀血，且子宫周围的韧带中存在脊髓神经（感觉神经）的末梢，当这个部位受到压迫和牵引时，易出现腰痛。当腹压增加骨盆内血液循环受到影响时，可引起子宫内膜慢性瘀血，月经期可使痛经加重或引起腰痛。

（7）负重对妇科疾病患病率的影响。

德国的一个劳动医学研究会于 1971—1973 年调查了 7 399 名从事各种劳动的女性，发现女性生殖器官移位与所从事工作的负重程度之间有明显的相关性。女性生殖器官下垂或脱出，多见于超负荷作业者。当一次负重量超过 20 kg 时，女工子宫移位、附件炎及早产率均高于非负重作业及每次负重量小于 20 kg 的作业女工。

五、轮班作业与夜间工作

轮班作业是指工作时间安排不同于标准日间工作时间的作业制度。采用轮班工作体制的组织通过使用连续的工人班组轮换延长了每天八小时的工作时间。轮班工作体制的特点可在几个维度上不断发生变化，包括轮班的频率和时间长度，夜班安排，班次轮换的方向和速度，一轮班次的长度，每班的开始和结束时间以及休息日的数量和安排。如护理人员、纺织女工、计件付酬的制造业女工长期在非常规工作时间工作，这些女工更易遭受身心疾病的风险，其风险源自生理机能、睡眠和家庭生活的紊乱所致的生理和心理的压力，如果每周工作时间过长，这种风险会进一步加剧，对女性健康带来严重影响。

（一）昼夜节律和内部生物钟的变化

人类对环境事件的预期是通过身体内部过程中有规律的周期变化来实现的，这些周期变化中最显著的特点是 24 小时的昼夜节律。昼夜节律被一个内在的或"内生的"生物钟所控制。表现为人体与睡眠—觉醒周期相一致的体温节律和尿液等的变化。人类的"昼夜系统"由两个或多个潜在组成，第一个是不受外界影响的内源生物钟，控制体温的昼夜节律、尿钾与血浆皮质醇；另一个易受外界影响的外源性生物钟，调节人体在睡眠—觉醒周期中血浆生长激素和尿钙的变化。某些昼夜节奏主要受内生的生物钟支配，而其他的变化则更多地受外在因素的影响。

所有的昼夜节律相对于其他生理节律都具有固定的相位关系，如尿液中的肾上腺素含量大约在正午达到最大值，而体温则在晚 8 点达到峰值，与之相类似，其他所有昼夜节律都在某一特定时间达到最大值，使得人体在夜间睡去而在早上醒来。偶尔的晚睡可能会影响那些受较弱过程控制的生理节律，不太可能打扰到强的生理振荡。

但是长期的轮班（夜间工作）可以引起昼夜节律失调，导致睡眠质量下降和睡眠时间减少，从而导致严重的疾病。

（二）睡眠和疲劳

短期的睡眠缺乏可以引起疲劳感增加、嗜睡等，如果长期得不到改善，可能导致严重的临床疾病。严重的睡眠失调导致疲劳、焦虑、紧张和失望，并且随着时间逐渐恶化，导致严重的伤害或疾病。

（三）事故和伤害

长期轮班作业和夜间工作所致的生理机能紊乱，使得工作中严重的错误和伤害增加。夜班时发生事故和伤害通常比白班时严重；相对于日间作业，夜间工作者在开车回家时更容易发生交通事故。睡眠剥夺、疲劳、昼夜节律失调是多数事故的罪魁祸首。

（四）心理—情绪失调

轮班作业通常伴有心理和情绪上的痛苦，这也是一些职业女性离开轮班工作岗位的最基本原因。

（五）肠胃失调

不规律的工作时间导致了她们的不良饮食习惯，同时更多机会接触到健康食品，昼夜节律的打乱和睡眠不足也是胃肠失调的重要因素。

（六）心血管疾病

轮班作业与心血管疾病之间存在某种关系，使得患心血管疾病的风险增高，可能与肠胃失调、睡眠失调、压力增加、工作环境差有关。

（七）女性生殖障碍

轮班作业扰乱了女性的生理周期与循环功能，比如睡眠与消化，因此影响女性月经周期，包括月经周期长短和模式的不规律、自然流产、怀孕和分娩率偏低。轮班作业还与早产以及新生儿体重偏低有一定的关联。

除了应对轮班作业产生的压力，女性通常还要承担来自家庭和照顾孩子的额外负担，有孩子的轮班作业女性睡眠时间更短且更频繁地被打断，因而更加疲劳，更容易引起生殖健康问题。

第四章　职业紧张对女性健康的影响

第一节　职业紧张普遍存在

关于职业紧张的问题在世界范围内愈来愈受到重视。因工作压力所导致的冠心病及其他慢性疾病造成大量工作日损失，由于心理和情绪失调所致的工作日损失也越来越被大家认识。职业紧张因素同身心性疾病的死亡率的因果关系，环节很多，复杂而且相互联系，如职业人群中非常普遍的现象有身体不适、疲惫不堪、睡眠障碍、沮丧或焦虑等。

我国大体与欧美国家类似，也面临以下问题：职业人群中生理和心理反应的总体水平增高，经受压力的总量增加，年轻职员具有精神病性质的症状正在增加。有人指出，整个职业人群中有半数以上在他们工作中感受到不愉快，90%的人在消耗大量的时间和精力从事与他们生活目标关系不大的工作。看过精神病医生的职业人士中间大约有 75%的人有归因于缺少工作满意感的经历。近年来，"过劳死"等词汇频繁见诸各类媒体。过劳死被定义为"被迫持续进行的、单调的、心理上不愉快的工作，它打乱了工作者正常的工作和生活节律，导致体内疲劳和过劳慢性症状的蓄积，伴随原有高血压和动脉硬化症的恶化，最后导致致命性崩溃的一种状态"。由于长期工作时间超长，最后因过度衰竭引发心血管疾患造成最后的过劳死亡。

某项针对城市已婚职业女性的调查显示，有 80%的女性认为压力很大。由于社会竞争、婚姻问题、经济压力等种种原因，城市已婚职业女性面临着事业和家庭的双重压力，使其在生理、心理上不堪重负。其特点是：城市职业女性的体力劳动强度和时间比过去小，而精神压力明显加大；60%的职业女性充当着家庭成员健康的主要维护者，但往往忽略了自身健康；城市环境喧闹，住房拥挤，加之作为女儿、妻子、母亲、雇员等角色的矛盾与冲突长期存在，带来较大的心理压力。

第二节   职业紧张对机体健康的影响

一、职业紧张的含义

职业紧张是指那些使人感到压力的事件或环境刺激；压力是一种主观反映，是压力唤醒的一种内部心理状态；压力也可能是人体对需要或伤害侵入的一种心理反应。在感受压力的过程中，一般可有下列情况的发生，继而导致疾病：焦虑及沮丧等行为及情绪上的问题，致斑秃等秃发症，口腔溃疡和口腔扁平苔癣等口腔疾病，哮喘患者的病情常会恶化，出现心绞痛、心律紊乱症状，各种轻微的肌肉震颤现象及"神经质"现象变得更明显，胃炎、胃及十二指肠溃疡、溃疡性结肠炎及过敏结肠炎等消化道疾病，生殖健康问题包括月经紊乱（如月经周期紊乱）、男性的阳痿、早泄等，尿意频繁，出现湿疹及牛皮癣等皮肤病。以上情况有的是由于压力所造成的，有的会由于压力而加重。

二、职业紧张可产生的消极后果

1. 心理症状
心理失调与工作条件有重要的关系。下面列出了不同职业产生的应激的典型结果：焦虑、压力、迷惑和急躁；疲劳感、生气、憎恶；情绪过敏和反应过敏；感情压抑；交流的效果降低；退缩和忧郁；孤独感和疏远感；厌烦和工作不满情绪；精神疲劳和低智能工作；注意力分散；缺乏自发性和创造性；自信心不足。

2．生理症状

心率加快，血压增高；肾上腺激素和去甲肾上腺激素分泌增加；肠胃失调，如溃疡；身体受伤；身体疲劳；死亡；心脏疾病；呼吸问题；汗流量问题；皮肤功能失调；头痛；癌症；肌肉压力；睡眠不好。

3．行为症状

拖延和逃避工作；表现和生产能力降低；酗酒和吸毒人口增加；去医院次数增加；为了逃避，饮食过度，导致肥胖；由于胆怯，吃得少，可能伴随着抑郁；没胃口，瘦得快；冒险行为增加，包括不顾后果的驾车、赌博和吸毒；侵犯别人，破坏公共财产，偷窃；与家庭和朋友的关系恶化；自杀和试图自杀。

三、职业紧张的生理学机制

有研究者提出了"反抗或逃避"的生理学变化模式的概念，用于解释身体如何应对来自社会情境的压力。当一个人感受到压力恐惧或者焦虑时，他的身体随之发生生理学的变化，为付出更多的努力或应对可能发生的伤害做准备。最初的生理学变化包括自主神经系统和神经内分泌系统的变化，自主神经系统控制心率、血压和胃肠功能，这些过程是自主发生的，不受中枢神经系统的命令性控制。它的压力和松弛之间保持精细的平衡并主要由位于中脑腹侧的下丘脑来激活。自主性神经系统分为交感神经和副交感神经两大系统，当没有紧急情况时，副交感神经系统兴奋，调节人体的自主性活动过程，如肝糖原的储存，遇强光瞳孔收缩，心率下降。当出现紧急情况时，由交感神经控制人体的自主性活动过程，提高心率，从而使血流能较快流向执行防御任务的器官和肌肉，交感神经兴奋还会抑制肠功能，扩大瞳孔使视觉更清晰。

除自主神经系统之外，内分泌腺也在应对压力的生理学反应中起着重要的作用。神经内分泌系统包括肾上腺、脑垂体、胰岛和性腺，因为这些腺体不存在向特定的腺体输送自身分泌的激素的管道，所以将其直接释放到血液中发挥作用。对压力状况起反应的主要腺体是肾上腺和脑垂体，肾上腺在下丘脑的控制下分泌两种激素，一种是肾上腺素，另一种是去甲肾上腺素。肾上腺素可以促使心率加快，使血液加速分布到心脏、肺、中枢神经系统和四肢。它还有凝血作用，在外伤时减少血液的流失。去甲肾上腺素可以升高血压，配合肾上腺素调节血液中脂肪酸的含量，为机体提供能量。脑垂体的功能接受下丘脑的刺激，分泌出能够增加其他腺体分泌的激素。

研究证明，应激影响垂体—肾上腺皮质轴的功能，对机体代谢有着重要的影响。塞利（1956）创立了被称为一般适应性综合症状理论，他认为最初的压力和惊恐反应阶段过去之后，就出现了第二阶段即抗拒阶段，此时以脑垂体前区和肾上腺皮质活动的增加为主，如果压力持续不能消除，脑垂体和肾上腺防御耗竭，机体的生理反应就会到达第三阶段——衰竭阶段。目前人们认为，参与了应激反应的不仅是脑垂体和肾上腺，还包括整个内分泌系统。在急性刺激下，腺体的激素分泌应激增加，安静状态下，分泌减少。

四、职业紧张对内分泌系统及心身疾病的影响

职业紧张通过中枢神经系统（CNS）对各内分泌腺发生着巨大的影响，并经由后者影响着心身健康，甚至促成心身病症。

（1）职业紧张—CNS—CRF—ACTH—肾上腺皮质系统：肾上腺皮质受控于腺垂体（前叶）的促肾上腺皮质激素（ACTH），后者又受控于丘脑下部的促肾上腺皮质素释放因子（CRF）。ACTH和皮质醇的分泌有昼夜节律，上午6—7点时分泌量最大。应激状态下可激活此系统，引起皮质醇的大量分泌。此外，抑郁症、躁狂症、强迫症、情感分裂患者可伴有皮质醇大量分泌，这是心理应激引起高血

压、糖尿病的机制之一。

（2）职业紧张—CNS—GNRH—性激素系统：垂体的卵泡刺激素（FSH）刺激卵泡或精子的生成，垂体的黄体生成素（LH）则刺激雌性激素或睾酮的生成和分泌。下丘脑的促性腺激素释放激素（GNRH）则控制、刺激 FSH 和 LH 的分泌。它们共同调节着性功能、青春发育、月经和生殖功能。压力、焦虑通过 CNS，可引起月经紊乱、不孕、性功能低下，这是临床十分常见的情况。

（3）职业紧张—CNS—TRH—TSH—甲状腺系统：甲状腺分泌甲状腺激素（T_3、T_4）是受垂体的促甲状腺素（TSH）所控制的，后者又受下丘脑的促甲状腺素释放激素（TRH）的控制。职业紧张可通过 TRH、TSH 的改变引起 T_3、T_4 的大量分泌。持续压力可引起甲状腺功能亢进，机制便在于此。

（4）职业紧张—CNS—GHRH、GHRIH—生长激素（GH）系统：应激通过下丘脑对生长激素释放激素（GHRH）和生长激素释放抑制激素（GHRIH）的调节，可引起 GH 分泌增加。GH 可增强人的代谢功能及适应环境的能力。

（5）职业紧张—CNS—垂体后叶轴：垂体后叶分泌的加压—抗利尿激素是压力性激素，可增强人体在职业紧张下的注意力、警觉性、记忆力和学习能力。

（6）职业紧张—CNS—交感—肾上腺髓质系统：心理压力激活本系统，大量肾上腺素分泌进入血液，这是引起高血压、心脑血管病、心肌梗死的主要机制之一。

（7）职业紧张—RAA 系统：职业紧张通过 CNS—交感神经系统激活肾素（R）、血管压力素（A）和醛固酮（A）系统，从而引起高血压、心脑血管病等心身疾病。

（8）职业紧张—胰岛系统：压力、焦虑、愤怒等通过激活交感神经系统，抑制胰岛素释放，并可促使糖尿病的产生。

第三节　职业紧张对女性生殖系统的影响

一、原发性痛经

原发性痛经是生理、心理、社会、文化等因素综合作用的结果。

人格因素影响疼痛的表达，具有不同人格类型的人对月经、疼痛的理解不同，因此其痛经症状及严重程度也有所不同。痛经者较非痛经者成就动机高，进取心强；痛经女性较非痛经女性更具有传统的女性气质。

抑郁和焦虑等情绪因素影响痛觉表达。

某些社会因素可能与痛经有关，如年龄、文化程度、种族、婚姻状况、经济收入、吸烟、饮酒、运动等。

二、经前期紧张综合征

经前期紧张综合征是指女性在月经前期出现生理、精神以及行为方面的改变，严重者影响生活和工作，常于月经来临之前的 10 天左右发病。

人格情绪因素：经前期紧张综合征患者常常情绪不稳定，有神经质、内向、抑郁焦虑、急躁易怒、自我评价过低、适应能力不良，甚至自杀等心理学特点。具有比较脆弱的人格特点的女性，对适应环境的变化常存在较大困难并易产生焦虑威胁感。

社会因素：经前期紧张综合征患者常因家庭不和睦、工作紧张或不顺心而激发。通常认为，当人们在社会环境中的支持、舒适感消失后，以及已获得的价值观破灭后，容易产生抑郁。

三、围绝经期精神障碍

女性从出生到衰老，是一个渐进的过程。女性卵巢功能逐渐衰退，生殖器官开始萎缩向衰退过渡的时期为女性更年期。

绝经时的抑郁症状增加往往由社会心理因素所致，如与性角色、婚姻状况、子女问题、工作环境、社会经济地位相关的压力及失去亲人的痛苦等，而不单纯是更年期的生理变化引起。

四、产后抑郁症

有研究者认为，在疾病发生前的某些因素在对人体健康的影响中，比疾病本身对病人的影响更为重要，这些影响包括生物因素、社会心理因素和环境因素等。

产后抑郁症是由于女性对成为一个母亲而产生一系列紧张感不能适应所致。这些紧张的应激源来自经济、婚姻关系、社会和重大的生理变化以及新角色的心理需求等，无论对初产妇或经产妇均如此。详细内容包括额外经济负担、睡眠不良、工作量增大、责任增加、孤独感、被迫学习新的生活技能、虚弱感、不能预料的各种工作任务、长时间劳累、得不到丈夫的足够支持、母亲幸福感的不真实或对自己要成为一名好母亲期望过高等。

五、慢性盆腔疼痛

慢性盆腔疼痛是妇科常见症状之一，一些病人可以找到诸如慢性盆腔炎、子宫内膜异位症等器质性原因，但许多人仅有微小病理变化或器质性变化，对于这类病人可以从社会—心理方面得到一些解释。慢性盆腔疼痛和情绪障碍、人格障碍等有关。

研究发现慢性盆腔疼痛可能是情绪障碍，如抑郁、焦虑、人格障碍及无明显病理变化及创伤性性经历等造成。研究发现，半数的慢性盆腔疼痛患者有创伤性性经历（包括性骚扰、乱伦或强奸等）。研究认为慢性盆腔疼痛患者性功能障碍发生率高于普通女性，临床实践也表明，慢性盆腔疼痛患者婚姻不幸福和性功能障碍，尤其是性交疼痛发生率高。

六、不育症

人格特征：不育症患者的心理反应不同与其各自的人格发育有关，不育男女都有人际关系疏远、焦虑的人格缺陷。也就是说，与同性别健康人群相比，不育症患者偏于内向，情绪不够稳定、易怒、紧张。不育与人格特征的因果关系目前不清楚。

不育症患者的压力问题：国内外研究发现不育症患者表现出明显的烦恼忧伤、焦虑压抑。不育症患者心理健康状况明显差于普通女性，表现为人际关系敏感、抑郁、焦虑、精神病理性明显。

第四节　女性职业紧张的预防与保健措施

国际劳工组织已把职业紧张、饮酒、毒品滥用、暴力及 AIDS 作为一个工作中的心理与社会问题进行综合考虑，使理论概念成为政策，并把政策在国家或企业水平上变为行动，付诸实施。

我国目前在女性职业紧张研究方面尚没有形成有系统、有规模的学科，理论研究与科学调研的资料较少。因此，这一领域需要进一步研究与探讨。目前，部分学者较为一致的观点是：预防女性职业紧张首先应探寻和明确压力源，并从组织和个人两个方面来采取预防措施。前者应设法消除压力源，改进作业环境、工作内容和劳动安排，后者则设法增强对职业要求的适应能力，实施亚健康期的保健措施与健康促进。但无论从哪个方面干预，都需采取综合性措施。

一、监测与评估

一个人对工作能否适应，通常是指他在特定的条件下对特定的工作是否适应。在评价一个人对工作的适应性时，应考虑到职业女性须在不损害身体健康的前提下完成工作任务，并为个人、企业和国家的共同利益充分发挥自己的能力。为此，应对职业人士与其工作环境间在体力、脑力、社会和经济多方面的适应情况进行调查研究或监测，并评估作业者与工作环境间的适应情况，查明其职业性压力的压力源。在此基础上，针对压力源建立作业者与管理者直接对话的有效途径，采取同时兼顾医学、保健学、社会心理学和技术或经济需要的综合措施，使工作岗位基本与作业者相互适应。

二、立法措施

即从立法上明确生产技术、劳动组织、工作时间（包括倒班）和工资制度都应有利于促进生产，并应避免对作业者产生心理和生理的负面影响；在工作中保证作业人员了解生产要求和有机会获得职业安全卫生的信息，并有自主决定发挥和保持其技术的机会；允许职业女性参与生产计划和民主管理等。

三、组织措施

促进组织管理机构创造较好的人与环境适应关系，在工作方式和劳动组织结构的设计和安排上符合卫生学的要求，并应尽可能满足作业者的心理需求，如作业者对完成工作的意义的认识，工作的自主性和责任感，生产过程中发挥技能和提高知识，和上级管理者的沟通以及与其他作业者的合作交流的机会等。

四、培训与教育

人的先天和后天条件都存在差异。为了增强职业女性与工作环境的适应能力，可先借助能力测试、工作分析，了解作业者的能力差距，针对需要进行职业指导、就业技术培训及抗压训练，帮助其克服物质、精神和社会上的困难和障碍，鼓励职业女性适应身边的环境，创造条件改善人与环境的协调性。

五、健康促进

世界卫生组织赋予健康的定义为"健康乃是一种身体、精神及社会适应能力的完好状态，而不仅仅是没有疾病或残疾"。为此，在开展健康教育和健康促进的同时，建立健康的工作场所及工作环境，采取措施促进精神健康，增强女性应对与抵御职业紧张的能力。

第五章　流动女工的健康问题与管理策略

随着经济体制的转型,女性就业模式发生了变化,由原来的"计划分配、政策调控、行政推动"转化为"劳动者自主择业,市场调节就业,国家促进就业",自谋职业和竞争就业成为新时期女性就业的主要模式。另一方面,由于农业生产方式的改进,农村劳动力需求下降,大量农村剩余劳动力向城市流动,形成了流动工人大军,其中,流动女工几乎占 1/2。截至 2010 年 10 月,全国女职工已达 1.37 亿,占职工总数的 44.8%,成为推动经济社会发展不可或缺的重要力量。这种用工模式带来流动女工生存环境、就业地位和劳动条件、职业卫生与安全权益被忽视的新问题。

第一节　流动女工的就业现状

一、流动女工基本情况

近 10 多年来,我国农民工数量持续增长,已成为我国经济社会发展的主力军。其中,农村女性外出就业人数逐年上升,已接近流动工人总数的一半。

(一)流动工人的地区分布

从农民工的就业地区来看,2011 年在东部地区务工的农民工 16 537 万人,占农民工总量的 65.4%;在中部地区务工的农民工 4 438

万人,占农民工总量的 17.6%;在西部地区务工的农民工 4 215 万人,占农民工总量的 16.7%,比上年提高 0.8 个百分点。分省看,就业地区主要分布在广东、浙江、江苏、山东等省,这 4 个省吸纳的农民工占到全国农民工总数的近一半。

2011 年,外出农民工 15 863 万人,其中跨省外出务工人数为 7 473 万人,占外出农民工总量的 47.1%,改变了之前多年来跨省外出农民工比重大于省内务工比重的格局。外出农民工仍主要流向地级以上大中城市。从外出农民工就业的地点看,在直辖市务工的占 10.3%,在省会城市务工的占 20.5%,在地级市务工的占 33.9%,在地级以上大中城市务工的农民工比上年提高 1.7 个百分点。

(二)流动女工的行业分布

农民工从事制造业的比重最大,占 36.0%。从就业地区看,东、中、西部地区务工的农民工从事制造业比重分别为 44.8%、23.0% 和 15.4%。随着我国产业结构升级,劳动密集产业从东部向中西部转移,农民工在不同地区就业结构将继续发生变化。女工在部分制造业门类中就业比例较高,如纺织业、服装、鞋帽、箱包制造业、通信设备、计算机及其他电子设备制造业、交通运输设备制造业、皮革、毛皮、羽毛(绒)及其制品业、金属制品业、化学原料及化学制品制造业、塑料制品业等。

其次是建筑业占 17.7%,服务业占 12.2%,批发零售业占 10.1%,交通运输仓储和邮政业占 6.6%,住宿餐饮业占 5.3%。从近几年调查数据看,变化较明显的是建筑业,农民工从事建筑业的比重在逐年递增,自营人员主要从事批发零售业,占 39.2%;其次是从事交通运输业仓储和邮政业,占 17.8%。

流动人口从业所在的企业性质依次为:私营个体企业占 45%,股份制企业占 37%,国有企业占 11%,集体企业占 7% 左右;以往调查表明,国有大型企业有完善的职业病防治体系,能够对企业内部的员工开展较好的职业卫生服务;而私营个体、集体和一些股份制企业是职业病危害较严重而且缺乏监管的企业。

（三）流动女工的就业特点

（1）年龄和家庭对流动女工的空间流动有很大的影响。

登记备案的流动工人中已婚者占 73.4%，跨地区流动工人已婚者占 58.2%，省内流动的农民工平均年龄高出外出农民工 12 岁，40 岁以上的占 60.4%，而跨省流动的农民工 40 岁以上仅占 18.2%。这反映了已婚、年纪较大的农民工更倾向于就近转移，而年轻的农民工往往选择跨地区、跨省流动外出务工。

（2）流动工人就业稳定性随年龄增长逐步提高。

初次外出流动工人的平均年龄为 26.7 岁。从事现职的平均时间为 2.7 年，从事现职累计不满 1 年的占 22.7%，1～2 年的占 43.1%，3～5 年的占 20.9%，5 年以上的占 13.3%。从不同年龄组来看，16～20 岁年龄组中从事现职 5 年以上的占 1.3%，21～30 岁的占 7.6%，31～40 岁的占 22.3%，41～50 岁的占 24.5%，50 岁以上的占 21.9%，说明随着年龄的增长，就业的稳定性也提高。从工作种类看，企业管理人员、个体经营人员、专业技术人员现职累计时间在 5 年以上的比重明显高于服务业人员和生产、运输设备操作人员。

二、流动女工的职业健康现状

流动女工属于流动工人这一"弱势群体"中最"缺乏照料的人群"。她们多受雇于管理水平较低的中、小、微型企业，就业层次低、技能低、工资低、心理感受差、社会保障差。据全国妇联 2006 年年底的调查，目前我国半数女性农民工属于非正规就业，没有取得正式就业身份，传统上称为"临时工"，就业地位不稳定；大部分流动女工工作条件差、收入不稳定；流动女工月平均收入不足 900 元，比男性民工收入低 20%，且工资支付保障比男性更差；加班加点、超负荷工作现象更普遍。

女工职业健康问题令人忧虑，主要表现在：（1）女工大部分处于婚育年龄，处于健康弱势；（2）文化程度较低，职业卫生知识严重缺乏，对有毒有害因素危害没有认识，缺乏自我保护意识；（3）女工就业选择机会少，普遍在劳动条件差、用工制度不规范的中小型企业工作，存在加班加点、超负荷工作等健康影响因素；（4）大批流动女工接触职业危害因素，其中同时接触两种以上职业危害因素的女工超过三成。

全国总工会女职工保护部 2011 年对 18 个省 132 个市的 2 252 家非公企业女职工特殊权益保障情况进行了调查研究。接受调查的女职工 433 301 人，其中玩具、服装、鞋帽箱包制造和纺织行业分别占 79.5%、75.0%、72.6% 和 69.4%；部分鞋厂一线女职工高达 90%。年轻化是非公企业女职工队伍的显著特点，30 岁以下处于生殖高峰期的女职工占 73.3%。

调查显示，女工接触职业病危害在全部接触职业病危害因素（简称接害）总人数中占比：粉尘 29.1%，化学毒物 18.4%，物理因素 17.1%。一些行业中，女工接害的比例明显高于男性，如纺织业，服装、鞋、帽制造业，文教体育用品制造业，石油加工炼焦及核燃料加工业，塑料制品业，通信设备、计算机及其他电子设备制造业，仪器仪表及文化、办公用机械制造业，工艺品及其制造业。女工接触职业危害比例超过 50% 的有烟草制造业，纺织业，纺织服装、鞋帽制造业，皮革、皮毛、羽毛（绒）及其制品业，通信设备、计算机及其他电子设备制造业。在不同规模企业中，企业规模越小，女工接害比例越大。调查数据显示大型企业女工接害比例为 19.3%，中型企业为 26.5%，小型企业为 27.5%。在不同经济类型的企业中，女工接害比例也有较大差异（11.6%～44.8%），私营企业、集体企业、外资企业、合资经营企业女工接害比例依次为 44.8%、39.8%、35.8%、33.3%。

2007 年以来，中国疾病预防控制中心职业卫生所对部分省、自治区、直辖市的流动工人开展了调查，被调查企业接害情况在不同经济发展水平的省份和地区有较大差别，接害比例平均约占 33%，流动人口接害比例为 39%，其中湖北和内蒙古自治区流动人口接害比例占 60% 左右，北京和浙江流动人口接害比例占 30%，山东省流动人口接害比例占 45%。按危害因素来分，接触粉尘占 60%，接触有毒有害化学物占 38%，接触噪声等物理因素占 36%，接触生物性职业危害因素约占 2%，可见粉尘、有毒有害化学物和噪声等物理因素仍然是主要的职业危害因素，同时大约有 35%的人员同时接触两种以上的职业危害因素。大城市的城乡结合部地区和中小城市是从事脏、险、重体力劳动的劳动者聚集的区域，也是接触职业病危害因素最严重的流动人口集中的区域。

第二节　流动女工的生殖健康问题

1994 年世界卫生组织（WHO）的文件指出：生殖健康是指在生命所有阶段的生殖功能和过程中的身体、心理和社会适应的完好状态，不仅仅是没有疾病和虚弱。目前，尚缺乏我国流动女工生殖系统疾病发病情况的整体数据，只能从各种报道中一窥端倪。

一、流动女工缺乏生殖健康保障

按照我国法律规定，女性的法定劳动年龄为 16～55 岁，涉及女性的生殖期、更年期和老年过渡期。我国女性的主要生殖健康问题是怀孕与分娩的卫生保健，生殖系统感染、肿瘤造成的健康生命年的损失。我国流动女工处于生育年龄的占到 40%左右，关心其生殖健康是保护劳动者健康权益不可或缺的组成部分。

进城务工的流动女工大多在工作环境卫生状况恶劣、劳动条件差、职业危害严重的劳动力密集型企业从事超时超负荷的劳动，女工"四期"（经期、孕期、产期、哺乳期）保护难以落实，有的企业连续几年未给女职工做专项体检，女职工的围产期检查、分娩接生、手术住院等医药费用也未能报销。有的企业为了降低劳动成本，不愿承担女性为生育所必须投入的医疗保险费用，不落实产假待遇。

有资料报道，不少的企业女工无孕期、产期、哺乳期保护。部分企业女职工劳动强度大、哺乳期从事夜班劳动等。一些企业在女职工月经期仍安排其从事高处、低温、冷水作业和第三级体力劳动强度的劳动；外商投资企业、港澳台投资企业的女职工"在禁忌岗位上工作过"、"接触过有毒有害岗位"约占 23%，怀孕期间从事过有毒有害或在禁忌岗位上工作过的占 7.8%，怀孕 7 个月以上有过加班加点或从事夜班工作的比例占 8.6%。大部分企业没有设立女职工卫生室、哺乳室。

二、流动女工的生殖健康问题

城市外来女工意外妊娠、人工流产率居高不下，生殖道感染疾病和性传播疾病发病率亦普遍较高。大量调查显示，流动女工的生殖健康正遭遇不良工作环境、行为习惯的风险。

（一）缺乏生殖健康保健知识与不良的行为

流动女工由于缺乏避孕知识，有效避孕措施使用率低，导致意外妊娠率和人工流产率高。有机构在"欧盟项目——中国的流产后计划生育服务研究"和"国家'十一五'科技支撑计划课题——流动人口适宜避孕节育新技术新方法推广应用模式的研究"支持下，开展调查研究，结果表明：流动人口的避孕知识水平不高。首次性行为和首次流产年龄偏低，分别为 15 岁和 16 岁，28.1%的女性有过流产史，其中近 1/3 为多次流产，流产直接原因 58.7%是未采取任何避孕措施，40.9%为避孕失败所致。

性传播疾病知识知晓率低，生殖道感染率较高，就医行为不良。2006 年在"基于工厂女工生殖道感染干预项目"调查中发现：工厂女工艾滋病等性传播疾病知识缺乏，日常保健和求医行为不良。工厂女工对性病，尤其是对生殖道日常卫生保健的认识均存在明显的偏差，60%的人认为阴道冲洗是很好的日常保健行为，70%的人认为性关系后清洗阴部可以预防性病。71.9%的女工在过去一年内出现生殖道感染症状。出现症状后，64.5%的女工选择到医疗机构就诊，但遵医嘱完成治疗的仅占31.3%。

某省妇联权益部调查餐饮、外资、电器等13个外来女工集中的行业，共计调查18～50岁的女性1 108人。结果发现，近半数外来女工对紧急避孕方法并不知晓，有46%的已婚女性和45%的未婚女性不了解任何一种紧急避孕方法。避孕措施使用率低，在导致非意愿妊娠的直接原因中，未避孕者占62.4%，避孕失败者占37.6%。城市外来女工避孕知识贫乏，对性传播疾病的知晓情况也令人担忧，44.9%的女性不掌握起码的性传播疾病知识。这表明流动女工的生殖健康和避孕知识缺乏，流产后计划生育服务需求迫切。

（二）流动女工获得生殖健康服务比例较低

从深圳市宝安区流动人口调查发现，有86.2%以上的女性流动人口从未得到过所在社区或单位提供的免费避孕知识服务，有94.2%以上的女性流动人口从未得到过所在社区或单位提供的免费避孕药具服务，尤其是未婚女性得到的服务比例更低。

目前流动女工了解性病知识途径主要有广播电视、书报杂志、卫生部门、计划生育部门，通过社区宣传获得知识的情况并不多。另一个值得关注的现象是，已婚女性对现居住地免费避孕药具提供场所的知晓率仅为11.6%，对现居住地免费提供性健康及性疾病知识场所的知晓率也仅有7.2%。这一现象表明，城市外来女工没有充分了解城市生殖健康相关部门的基本职能范围，政府很多免费服务项目也没有真正落到实处。

（三）综合干预以提高流动女工生殖健康水平

1986年在加拿大渥太华召开的第一届国际健康促进大会发表的《渥太华宪章》中指出健康促进的五大工作领域是：①促进制定有利于健康的政策。②促进调整卫生服务方向：把卫生服务的重点调整到最需要的地区和最急需的人群。要求改变医疗部门不仅仅提供临床治疗和以疾病为中心的服务模式，倡导坚持健康促进的方向。

③促进提高个人和群体保健知识和技能。④促进建设和保护物质环境和自然环境。⑤促进发展社区能力。

在此基础上，把健康促进总结为"三点成一面"的理论模式，三点是"政策、教育和服务"。

（1）制定对流动人口生殖健康促进的公共政策，创造良好的生殖健康促进环境。

一是加强倡导，领导重视。要强调各级政府领导的重视，要把流动女工管理与服务列入政府工作议事日程，纳入各级政府考核评估和文明健康城市建设考核之中，通过评估进行奖罚。

二是属地管理，四同服务。按照"现居住地管理原则"，强化流动女工生殖健康的管理和服务，在流动人口管理上采取"四同"即"同宣传、同服务、同管理、同考核"策略，让流动人口享受到与市民相同的待遇。

三是部门联动，综合治理。多部门联手，充分发挥各兼职成员单位的优势，加强出租屋管理，形成承担健康社会责任的共识。

四是加大投入，提供保障。使流动女工都能享受基本项目的免费生殖健康服务，满足流动女工的生殖健康需求，提高流动女工的整体健康水平。

（2）加强对流动女工生殖健康促进的宣传教育，提高流动女工的自我保护意识和保护技能。

一是开展"123 工程"即"一满足，二结合，三个化"，"一满足"是宣教内容要满足流动人口日益增长的服务需求；"二结合"是宣教工作要与日常计生技术服务相结合，要与流动人口工作、生活相结合；"三个化"是宣教形式要人性化、信息化、多样化。

二是与企业联姻，积极主动地将生殖健康教育纳入岗前，并将避孕节育教育、RTI（生殖道感染）、STD（性传播疾病）、HIV（人类免疫缺陷病毒）教育与企业安全生产融为一体。

三是扩大宣传教育对象的覆盖面，在已婚夫妇的基础上向未婚男女发展。

三、典型行业情况示例

在从事焊接、喷漆、印刷、纺织、冶金、皮革等行业的女工中，铅及噪声主要损害女性生殖机能；苯系混合物对女性生殖功能的不良影响主要表现在妊娠恶阻、自然流产、妊娠贫血发生率高，且先兆流产、早产、死胎、过期产发生率高。某些胎盘毒性的化学致癌物质，可通过胎盘对胎儿产生致癌作用，或对胎盘造成损伤，而间接影响胎儿发育。如果母亲孕期接触这些物质，则子代小儿脑瘤、白血病患病率均升高。

根据文献资料，列举典型行业中女工的生殖健康危害。

1．制药行业

制药行业作为具有一定技术含量的制造业，工艺流程复杂，无论是生产中药制剂、西药制剂还是生物制剂，生产过程中（原料、中间产物、半成品、成品）接触到多种职业病危害因素。调查发现，73.1%的女工接触职业病危害因素，如有毒化学物、有毒中草药、有害生物因素等，还有长时间站立和负重工作等，其中有 32.5%的女工接触两种或两种以上危害因素。

制药生产中，如生物制药生产、化学合成药物生产、制剂制备以及制药厂的质检、研发实验室等使用大量的有机溶剂。大量实验和流行病学调查表明，有机溶剂对动物雌激素、甲状腺素、肾上腺皮质激素、儿茶酚胺等呈现显著的干扰效应，是生殖障碍、出生缺陷、发育异常和代谢紊乱等增加的原因之一。制药行业痛经发生率和生殖系统疾病的发生率明显高于其他行业，可能与存在邻苯二甲酸酯、农药、酚类、有机溶剂、某些金属、高分子化合物单体等多种内分泌干扰物有关。另外，女性长期立位作业时不仅下肢肌肉血管病变，还可引起子宫下垂，其主要临床症状为腰酸，月经来潮时经量过多。从事负重作业的女工容易发生月经不调、生殖器官移位、自然流产、死产等。

2. 电子行业

电子行业是制造业中的劳动密集型企业的代表，女工需要超长时间流水线上工作、超高工作负荷劳动，51.9%的女工接触职业危害因素，其中同时接触两种以上职业病危害因素的女工占 25.2%。同时，由于电子行业女工流动性大，接触职业危害的工龄短，而且女工年龄较小，短时间的横断面调查很难反映职业危害因素的健康影响效应，生殖系统疾病的检出率较低。

主要职业病危害因素：氢氧化钠、碳酸钠、甲醛、盐酸、二氧化锡、三苯、正己烷、甲醇、乙二醇、异丙醇、硫酸、氮氧化物、噪声、紫外线等。现场监测中发现波峰焊岗位苯超标，冲压、运行、铜线岗位噪声超标等。电子行业女工83.1%每月工作天数大于 22 天，每天平均工作时间超过 8 小时的占 54.5%，需要经常加班的占 72%，无工间休息的占 27.9%。工效学方面，63.9%的女工需要长期重复单调动作，需要连续站立工作的占 41.8%，13.5%的女工需要搬动重物。女工腰酸背痛的占 29.6%，发生过意外伤害的占 16%，失眠多梦的占 21.2%，听力减退的占 17.5%，头痛、头晕的占 15%，月经周期异常的占 5.7%，痛经发生率 25.1%，淤血发生率 8.9%。生殖系统疾病前四位主要为盆腔炎、子宫附件炎、宫颈糜烂、阴道炎。连续站立、重复动作与痛经发生有显著的相关性。工作时间是否大于 8 小时、连续站立可能是月经淤血发生的相关因素。

电子企业一线生产女工平均年龄 22 岁，月平均工作天数为 27 天，每天平均工作时间为 10 小时，83.8%的女工需要经常加班。作业场所除氧化锡尘和噪声超标外，其他有害因素浓强度均在职业接触限值以下。低浓度苯作业女工以白细胞下降为主的阳性结果检出率达 18.1%。劳动负荷大（经常加班、搬动重物）和不合理人机工效设计对腰酸背疼等骨骼肌肉系统症状、神经精神症状、视疲劳及意外伤害有明显的增强效应，合理安排工间休息有助于缓解上述事件的发生。

3. 人造宝石加工业为代表的小企业及家庭作坊

人造宝石加工以家庭作坊为主，操作人员基本上是季节性农民工，作业场所的卫生设施简陋，几乎所有操作工人都接触职业病危害因素，主要有粉尘、噪声、局部微小振动，还有甲醇、甲醛、汽油、硫酸、苯及苯系物、氢氟酸等化学毒物。这类女工往往在农忙季节回家干农活，农闲时到工厂打工。而且女工文化水平较低，健康意识差，调查中很多女工对健康知识知之甚少，很少主动到医院检查，所以生殖系统的疾病检出率很低。在目标人群中开展健康知识宣传教育，是健康促进的必要途径。

第三节　保护流动女工健康的策略

一、健全女工劳动保护的法律制度

在我国法律框架下，需要政府部门根据社会发展的情况，及时完善女工劳动保护的有关法律法规，特别应将流动女工劳动保护纳入其中；加强对现有法律法规的执行和监管力度，切实保护流动女工职业健康权益；政府相关部门应针对流动女工相对集中的行业，开展专项督查，对违反相关规定的企业给予严厉惩处，保证流动女工劳动保护相关法规的贯彻实施。设立"流动女工健康证"制度，女工职业健康监护检查不应只限于与男工检查内容相同，还应根据女工生理特点，增设与妇幼保健、生殖健康等有关检查内容。

二、企业为主体的关注和实践

企业是职业病防治的主体，应当落实国家有关规定，对流动女工开展四期保护、职业健康监护、职业健康教育；同时，要主动采用新技术、新材料、新设备、新工艺，避免职业有害因素对她们健康特别是生殖健康的影响。

三、专业机构提供有偿和无偿的技术服务

（1）需要非政府组织共同参与流动女工的劳动保护工作，增加舆论监督和社会影响。工会应发挥组织作用，尤其是工会女工委员会的作用，为女职工赢得权利。倡导公益组织设立"流动女工服务中心"为流动女工提供法律援助，提高个体的法律意识，推动与促进流动人口权益保障事业的发展。新闻媒体应发挥舆论监督和宣传的作用，营造全社会关心和重视女职工权益维护的舆论和氛围。在流动女工集中的场所，开辟针对性强的职业卫生、健康保健、相关法律知识专栏，提高其法律意识和相关职业卫生预防保健常识。

（2）医疗卫生等专业机构要加强对女性职业卫生的调研工作，收集到客观真实的数据，撰写出科学可行的研究报告，提供给相关政府部门，为推动与保障流动女工职业卫生权益，改善职业卫生服务的可及性和公平性进言献策，为开展职业健康监护和职业卫生培训教育提供技术保障和支持，为流动女工提供良好的职业卫生服务，为实现"人人享有职业卫生"的目标提供有偿和无偿的技术服务。

第四节   流动女工的职业健康监护与管理

一、职业健康监护档案的概念

职业健康监护是以预防为目的，根据劳动者的职业接触史，通过定期或不定期的医学健康检查和健康相关资料的收集，连续性地监测劳动者的健康状况，分析劳动者健康变化与所接触的职业病危害因素的关系，并及时地将健康检查和资料分析结果报告给用人单

位和劳动者本人，以便及时采取干预措施，保护劳动者健康。职业健康监护内容包括接触控制（职业性有害因素的环境监测、接触评定）、医学检查（就业前和定期的健康检查、健康筛检以及劳动者工伤与职业病致残的劳动能力鉴定等）和信息管理等。

职业健康监护档案管理是职业健康监护的主要内容之一，职业健康监护档案是职业健康监护全过程的客观记录资料，是具有保存价值的文字、材料、图纸、照片、报表、录音、录像、影片、医学影像学资料、计算机数据等文件材料，是系统地观察劳动者健康状况的变化、评价个体和群体健康损害的依据，是区分健康损害责任和进行职业病诊断鉴定的重要证据，是法院审理健康权益案件的物证，同时也是评价用人单位治理职业病危害成效的一个依据。因此，规范职业健康监护档案的内容、保存期限、保存责任人意义十分重大。

二、职业健康状况分析

对劳动者职业健康监护的资料应及时加以整理、分析、评价并反馈，使之成为开展和搞好职业卫生工作的科学依据。评价方法分为个体评价和群体评价。个体评价主要反映个体接触量及其对健康的影响，群体评价包括作业环境中有害因素的强度范围、接触水平与机体的效应等。在分析和评价时，涉及的常用于反映职业性危害情况的指标有发病率、患病率等。

（1）发病率。发病率是指一定时期内，特定人群中发生某种职业病新病例的频率。发病率可以反映该作业的发病情况，还可以说明已采取预防措施后的效果。

$$发病率（\%）=\frac{某个时期内新发现的病例数}{该时期内平均工人数}\times100\%$$

（2）患病率。计算患病率可以了解历年来累积的患者数、发病概况和防治措施的实际效果，但不能具体说明某个时期内疾病发生和疾病严重程度的情况。

$$患病率（\%）=\frac{检查时发现的新旧病例总数}{从事该作业受检的工人数}\times100\%$$

（3）疾病构成比。该指标可以说明各种不同疾病或某一种轻重程度不同（轻度、中度、重度）职业病的分布情况。例如要了解矽肺在所有尘肺中所占比例。

$$矽肺例数与尘肺总例数之比（\%）=\frac{矽肺病例数}{尘肺总例数}\times100\%$$

（4）平均发病工龄。是指工人从开始从事某种作业起到确诊为该作业相关的职业病时所经历的时间。例如Ⅰ期矽肺平均发病工龄。

$$Ⅰ期矽肺平均发病工龄=\frac{确诊为Ⅰ期矽肺时矽尘作业工龄总和}{Ⅰ期矽肺病例数}$$

（5）其他指标

通过对病死率和病伤缺勤率的统计分析，可以发现对工人健康和出勤率影响较大的疾病及其所在部门与工种，从而深入探索其原因，采取相应的防护策略。

$$病死率（\%）=\frac{某个时期内死亡于某病的例数}{该时期内患该病的例数}\times100\%$$

$$病伤缺勤率（\%）=\frac{某个时期内因某病病伤缺勤日数}{该时期内应出勤工作日数}\times100\%$$

对于一些作用比较明确的职业性有害因素，可利用某项主要指标进行动态观察和分析。对于作用尚不清楚，不能采用个体分析方法的有害因素，则应改用流行病学分析方法进行分析，探索职业接触与症状或疾病的关系及致病条件，为进一步监护提供新的检测项目。

三、职业健康监护档案的内容

职业健康监护档案应包括劳动者职业健康监护档案、用人单位职业健康监护档案和职业健康检查机构职业健康监护档案。

（一）劳动者职业健康监护档案内容

用人单位应当在劳动者（含临时工）开始从事接触职业病危害因素作业之前完成上岗前职业健康检查，为劳动者个人建立职业健康监护档案，劳动者名册应按照上岗前、在岗期间和离岗分别建立存档，做到"一人一档"，并按规定妥善保存。劳动者职业健康监护档案包括：

（1）劳动者个人基本信息资料：包括个人资料、个人生活史、家族性疾病史等；

（2）劳动者职业史、既往史和职业病危害接触史；

（3）历次职业健康检查表，包括医学检查的各种记录问卷、表格和实验检查单等，以及检查结果、处理情况；退休、离岗人员以及换岗（调离原单位）人员还需保存离岗后医学追踪观察资料；

（4）职业病诊断与鉴定、治疗、医学随访观察、工伤鉴定意见或结论等健康资料；

（5）劳动合同告知书和教育培训考核资料；

（6）其他应当存入职业健康监护档案的相关资料。

（二）用人单位职业健康监护档案内容

用人单位应当建立本单位职业健康监护工作管理档案，并按规定妥善保存。用人单位职业健康监护档案包括：

（1）国家有关职业病防治工作的法律、法规、规范、标准清单及有关文本；

（2）职业健康管理方针、计划、目标，职业健康管理制度、工作总结等；

（3）用人单位概况和产生职业病危害因素的主要生产技术、工艺、原辅材料、产品、副产品和中间产品；

（4）用人单位职业卫生管理组织组成、职责，职业健康专（兼）职管理组织、职能及人员分工；

（5）职业健康管理方案、程序、作业指导书和其他内部文件；

（6）职业病危害因素分类和各车间、岗位接触人员分布；

（7）职业危害防护和应急救援装备储存、配备、使用、维修记录等；

（8）职业健康监护制度和年度职业健康监护计划；

（9）历次职业健康检查的文书，包括委托协议书、职业健康检查机构的资质证明及健康检查总结报告和评价报告；

（10）工作场所职业病危害因素定期检测报告等资料；

（11）职业病诊断证明书、诊断鉴定证明书、职业病报告卡和劳动能力鉴定结果；

（12）用人单位对职业病患者、患有职业禁忌证者和已出现职业相关健康损害劳动者的处理和安置记录；

（13）用人单位落实健康监护报告意见、建议和干预措施的情况；

（14）职业健康监护档案借阅登记和复印记录；

（15）用人单位在职业健康监护中提供的其他资料和职业健康检查机构记录整理的相关资料；

（16）各种汇总资料，包括职业健康检查、职业病发病情况、职业病人处理及安置情况、培训情况、因病缺勤情况、职业有害因素接触情况等汇总资料；

（17）行政部门要求的其他资料。

（三）职业健康检查机构职业健康监护档案内容

职业健康检查机构职业健康监护档案包括：

（1）职业健康检查机构批准证书（明确资质认可或者批准范围）；

（2）健全、完善的职业健康监护质量管理体系和规章制度、工作规范、岗位职责；

（3）有关设施、仪器设备的鉴定记录、原始工作记录、维修保养记录等；

（4）年度职业健康监护计划；

（5）各用人单位职业健康检查的文书，包括委托协议书、健康检查总结报告、评价报告、职业健康检查相关的原始资料和档案（包括电子档案）；

（6）有毒有害作业工人健康监护卡；

（7）用人单位对职业病患者、患有职业禁忌证者和已出现职业相关健康损害劳动者的复查、处理记录；

（8）用人单位在职业健康监护中提供的其他资料和职业健康监护过程中记录整理的相关资料；

（9）按统计年度汇总职业健康检查结果，形成年度职业健康检查工作总结报告；

（10）行政部门要求的其他资料。

四、职业健康监护档案管理要求

用人单位应当为劳动者建立职业健康监护档案，并按照规定的期限妥善保存。劳动者离开用人单位时，有权索取本人职业健康监护档案复印件，用人单位应当如实、无偿提供，并在所提供的复印件上签章。

职业健康监护档案应有专人严格管理，建立科学的、严格的管理制度；对职业健康监护档案进行案卷归档工作；归档资料应为原件，做到完整、齐全、系统、准确；档案室对各部门移交来的职业健康监护档案，要认真进行质量检查，及时编号登记，入库保管，并充分运用计算机辅助档案管理；档案工作人员对档案的收进、移出、销毁、管理、借阅利用等情况要进行登记；对保管的职业健康监护档案要积极提供利用，同时应遵循保密原则，维护劳动者的职业健康隐私权和保密权。

五、职业健康监护的电子化档案

现有建立的职业健康监护档案普遍都是纸质档案，存在许多缺陷：①随着工作的开展，健康监护档案资料的不断增加，一段时间之后档案盒装不下所有的资料，易造成信息的损失；②保存这些档案资料需要添置相应的房间以及档案柜，需投入很多资金；③查询困难；④对于纸质档案的保存需要进行防潮、防霉、防虫等一系列复杂的工作等。

随着计算机技术与信息技术的迅速发展，电子文档大量产生。档案工作者必须转变观念，依靠科技和管理做好电子档案管理工作。经扫描之后形成的电子档案，具有以下优点：①每个档案只需一个电子文档，增加的资料只需扫描后将电子文档进行合并即可。为了防止资料的丢失，只需将现有资料进行备份；②保存这些电子档案仅需一台带大容量硬盘的电脑，投入少；③软件查询方便，便于管理等。

职业健康监护档案电子化是发展的必然趋势。由于电子文档自身的特点，使得我们不得不考虑电子档案的安全与防伪问题。随着职业健康监护电子档案的建立，必须建立新的管理制度，加强完善管理；建立有效的信息反馈监督机制；采用防火墙、安全代理、权限控制等技术防止数据的丢失与泄密，确保电子档案的安全。

第五节　流动女工的心理健康促进

当前社会经济快速发展，处于一个重经济轻健康的阶段，同时我国目前正经历着历史上最大规模的人口流动，据统计现有流动人口 2.11 亿，其中女性约 1.05 亿。更为重要的是，大部分流动人口处于生命周期中最为活跃的时期（大约 70% 处于 15～49 岁年龄段）。流动女性很多进入企业工作，成为流动女工，大多从事职

业病危害比较严重的工作，作业环境比较差；流动女工的职业健康
状况较差，受伤害、死亡事故率较高，与此相伴的是，流动女工心
理问题更为突出，呈现出"三多两少"的情况，即接触职业危害多、
心理问题多、妇科疾病多，受到各方面的关注与研究少，社会支持
系统与资源缺乏。同时研究均显示女性患心理障碍的风险较男性更
大，女性常见心理障碍包括进食障碍中的神经性压食症及女性特殊
时期易患的心理疾病，如产后抑郁、更年期焦虑，还包括癔症、创
伤后应激障碍，女性易患的神经症包括抑郁症、强迫症、焦虑症、
恐怖症、疑病症、躯体化障碍以及神经衰弱。

　　由于种种原因，流动女工的心理健康问题尚没有得到社会各界
的足够重视，相关调查研究尚处于起步探索阶段，可操作性指导资
料还很少，一些职业女性心理调整指导资料也不适合于流动女工，
实际援助活动更是远远不能满足流动女工的真正需要。

一、流动女工的主要心理问题

（一）女性存在心理问题比较普遍，成因复杂

　　苏州妇联 2011 年调查了 2 396 名女性，使用《心理健康体检量
表》，从认知、情绪、意识行为、社会交往、生理症状、自我防御 6
个心理健康维度对女性进行测评。结果显示，27.7%的被调查者认
为自己存在一定程度的心理健康问题，也就是说每四个被调查者
中就有一个人存在一定心理健康问题。仅 20.6%的被调查女性认
为自己不存在心理健康问题。同时，2.8%的被调查者存在着严重
的心理健康问题，有 14.3%的被调查者存在比较严重的心理健康
问题。

（二）就业层次越低，面临的心理问题越突出

　　（1）劣势的就业处境极大地阻碍了女性身心健康，并屡屡成
为社会"转轨"时期的"易感者"和受害者。例如，在经济结构

调整中，竞争能力不强的女性成为下岗者的主体。劳动社会保障部劳动科学研究所 2000 年调查结果表明，在全体下岗职工中女性所占比例为 57.5%，再就业率仅为 38.8%，再就业率比男性低 18.8个百分点。

在涉及企业员工的心理健康状况调查中，普通员工中有心理健康问题的人数比例最高，达到了 35.8%。接下来依次为中级专业人员 19.8%、中层管理人员 22.7%、高级专业人员 15.3%，高层管理者有心理健康问题的人数比例最低，仅为 11.4%。数据显示，普通员工出现心理健康问题的几率是高层管理者的近 3 倍。

（2）陌生的生存状态和恶劣的工作环境造成较大的心理压力。流动女工长期漂泊在外，与熟悉的环境和亲人分离，陌生的生存状态对其心理是一个极大的挑战。语言、生活习惯等差异，以及相对繁重的工作、较低的收入水平，往往产生较大的精神压力。由于流动女工所处的工作环境与条件较差，工作场所意外伤害和化学物中毒的发生率较高。调查发现，有 5.8%的女工曾经在工作过程中遭受过意外伤害，主要部位有手指/手臂、足部、头面部和胸腰背，伤害类型有机械伤害、物理伤、化学性灼伤及摔倒、高处坠地等。作业场所意外伤害与心理问题存在较高的相关性。

二、流动女工的心理问题受多种因素影响

（一）女性心理健康指数大致与学历成反比

关于学历和心理健康关系的研究结果显示，女性心理健康指数大致与学历成反比。不同教育程度女性存在一定的心理健康问题的人数在其总人数中的占比如下：高中（中专）以下学历的女性，有心理健康问题者占比 33.2%；大专学历，占比 20.5%；本科学历，17.4%；硕士学历，15.0%；博士及以上学历，22.5%。拥有本科和硕士学历的女性属于高知识群体，可能其本身对于心理健康的认识和了解也较多，也能以更加良好的心态面对现实问题，加上她们本身

得到的社会认可度、支持度也较高，所以有心理健康问题的比例相对最小。

（二）流动女工的心理问题较为突出

对工矿企业流动女工进行心理问卷调查，工矿企业流动女工的SCL-90各因子分均高于国内女性常模；躯体化、强迫、抑郁、焦虑、敌对、恐怖因子分和总均分高于企业男性流动工人；抑郁、焦虑、恐怖、偏执、其他因子分和总均分高于本地女性工矿企业员工。因此，工矿企业流动女工心理健康状况相对较差的情况应引起心理卫生工作者的重视和研究。

（三）流动女工缺乏归属感

流动女工中，很多人没有归属感，频繁跳槽，有时仅仅为了另外一个企业开出每月多 50 元的工资。例如，一位在苏州新区某日资企业上班的女性，1 年跳了 6 次槽，可跳来跳去，一年后还是回到了原来的公司上班。作为制造业基地，苏州等沿海地区，每年都会吸引来大量外来未婚女性。这些未婚女性在老家很多是相当优秀的，甚至是其中的佼佼者。她们自视都比较高，外出闯荡，对未来都有一个比较高的期望。但现实总是很残酷的，一旦她们无法实现当初外出闯荡的愿望和想法，很可能就会出现心理问题。

（四）社会支持与婚姻状况

基于婚姻状况调查结果显示，处于已婚状态的人相对来说不易出现心理健康问题，仅有 20.6%的已婚女性认为自己有不同程度的心理健康问题，而单身、离异、未婚同居者的这一比例明显地高于已婚女性，其中单身女性有心理健康问题的人数比例达到了 27.2%。离异、丧偶、丧子等问题家庭的女性中有 3.9%存在严重的心理健康问题，而已婚女性这一比例仅为 1.3%。显然婚姻变故带来的对女性心理的影响不可小视。

未婚女性心理健康指数得分总体上低于已婚女性。专家分析认为，可能是由于多数已婚女性社交范围较广，本身社会支持系统比较完备——来自家庭、朋友、子女等多方面，加之相对稳定的工作、经济状况都为其心理健康状况提供了支持。

而未婚女性因为其承担经济、生活、事业、家庭等多方面的责任和压力随着婚育年龄的上升，其心理健康状况难免受到一些影响，特别是外来未婚女性，在生存的同时，还要面对婚姻问题。未婚女性自我评价过高，对美好婚姻及职业抱有不切实际的憧憬和向往，很可能因此出现心理问题。

三、制订心理健康促进计划

当前，由于心理健康促进的义务职责并没有相应的法律规定，也不在劳动合同要求中，加上传统的影响，心理健康促进工作在企业中还处于一个起步的、比较微妙的阶段，因此计划的制订显得尤为重要。

（一）促进工作的职责

在促进工作中，企业是责任主体与利益主体，因为开展员工的心理健康促进，员工受益，企业更加受益，投入产出是合算的。企业有职责、有义务组织人力物力，包括建立自身资源、依托社会系统开展心理健康促进工作。而员工也是促进工作的受体，是重要的一方，需要她们的理解配合与内在的需求才行。政府和行业管理组织是督促管理方，行使宣传、监督、环境营造、开发功能等，必要时进行评估。心理健康服务人员与机构是社会服务提供方之一，也有义务提供支持。

（二）需求调查与管理

心理问题的存在，自然会有心理健康促进的需要，但需要如何转化为实际行动的需求，需求的具体情况如何，有一个调查与管理的过程。

1．首先应明确企业的需求。

不同的企业对心理促进有着不同的取向，而往往企业负责人的意识起到关键作用。企业的大小、所处的环境、行业的特点、控投方的背景、曾发生过的心理事件、城市的氛围、所能获得的专业资源，这些都可能影响企业的需求。大型企业需求可能有近期计划、长期的规划。无论企业大小，无论需求大小，需求只有经过企业、心理资源提供方的磋商，才能清晰。当然核心的动力是企业的精神，对一般员工的关注，特别是对流动女工的尊重。而从我们在企业近年服务的情况来看，企业会优先考虑的是企业里的精英人物，优先考虑的是给企业中高管理层做心理健康的促进，目标是促进企业的管理。给流动女工提供服务的动力一般还不足。

2．了解员工的需求

具体情景下员工的需求是有不同的。某大型企业调查结果显示：98%的被调查者都认同在当前社会背景下，进行员工心理健康促进工作对现代企业很重要，员工求助的心理问题类型主要为情绪管理、压力管理、有效沟通技巧，适应技巧、子女教育和亲子关系，心理调整技巧及职业规划设计。企业员工希望的心理支持获取方法依次为专题讲座、网站或报刊专栏咨询、电子信箱、面对面以及电话。

由于文化的因素，流动女工往往认为心理问题是一件丢脸的事，或者难以表达心中的意愿，缺乏对心理服务的正确认识，很可能开始对心理健康促进有排斥。调查发现，私企女工认为有需求的占49%，特别需求的仅占 19%，表现出来的需求并没有预想的高。虽然有心理问题的存在，流动女工却往往呈现出心理服务实际需要高、需求表现度低的二背律，需正确引导，激发合理需求。因此心理健康促进工作需要极大的耐心、极高的专业技巧、更多的尊重理解。

性别差异影响需求。有研究资料发现，女性员工重个别咨询，男性员工较重视团队合作与组织忠诚度等职场训练课程，基层员工重视职业发展成长教育训练课程。

3．了解服务资源情况

由于目前国内心理健康促进专业队伍，乃至整个系统还处于不断成熟的发展阶段中。大中小城市的心理师队伍发展不平衡，而有的企业地处工业园区或郊区，或在农村，离城市文化圈有距离，影响到服务的可及性。

4. 发现高危人群

通过健康危险评估（HRA）等心理健康危险因素鉴定技术，使得对大量流动女工进行细致划分成为可能，可以正确确定高危人群。在心理援助资源还比较有限的情况下，针对高危人群进行强化的干预是可行的，也是必要的、经济的。对高危人群的高危行为的出现建立预案，并能及时处理。当然要避免迷信和夸大一些量表的作用，要考虑到目前评估技术的局限性，以及服务的公平性。

5. 了解企业与员工的背景

了解企业的历史、发展、文化，以及未来的目标方向，了解流动女工的社会支持系统，了解其生活工作环境，因为改善工作生活环境同样重要。不能将所有希望全部寄托在单纯的健康促进上，因为心理咨询不是万能的。

6. 作出企业诊断报告

有了以上的工作，通过问卷、座谈、观察、类比等，还可以从整体情况、个体情况、环境情况等方面进行整理，作出问题诊断报告，内容可包括：企业目标诉求、问题企业自诉、员工个案典型诉求、问卷分析、健康水平评估、主要问题诊断、危机风险分析、项目实现目标等。形式可以是正式的书面报告，也可以是简要的备案文档。例如：员工心理健康促进工作企业运作模式，内容上以员工心理健康教育、心理健康普查及员工个体咨询为主，以企业人力资源管理系统为构架，聘请企业内部心理学专业人员为指导。女性员工以个别咨询为主，男性员工以团队合作与组织忠诚度等职场训练课程为主，基层员工重视职业发展成长教育训练课程。预防心理压力对员工健康所造成的毁灭性伤害，有效维护和保持企业的人力资源的创造性，从企业管理角度上看，对员工心理状态的关注并实施有效的干预措施有利于减轻员工过重的心理压力，保持适度的压力，化解潜在风险，延长企业生命周期，能够充分体现以人为本的管理理念，有利于构建良好的企业文化，增强企业的凝聚力和提高员工的忠诚度，树立企业正面形象。

（三）注意事项

（1）注重心理健康促进的自愿原则，尤其是心理咨询更要注意求助才助的原则。如果政府相关部门、企业仅仅作为一种"形象工程"，往往会流于形式，忽视挖掘其内驱力，容易产生轻视和反感，产生阻抗。

（2）保护心理师的权益、安全，尊重心理师本人的意愿，特别是个人的喜好、风格，与企业、员工相互之间的自由选择，企业要为心理健康促进工作提供一定的条件，如专用或兼用的心理咨询室。

（3）遵守心理咨询的相关规定，比如保密原则、危机处理原则，真正地接纳流动女工，认真地做好每次服务过程中相关资料的收集、整理、使用、保密等。

（4）理清思想工作与心理健康的区别。两者虽然都是人的精神活动，但有不可混同的本质区别，一是基础不同，思想教育以党的指导思想、政策方针为指导，心理咨询以心理学、社会学、教育学、精神病学与行为科学理论指导。二是重心不同，前者常常与人的世界观、人生观、价值观以及人对社会、对集体、对他人的态度相联系，后者常常与人的生理状态、身体素质、遗传因素及人所面临的各种心理压力相联系。三是方法不同，前者重在灌输，后者重在疏导；前者常用的方法有个别谈话、说服教育、批评表扬、集中教育、环境陶冶、实践锻炼，后者除了以语言为主要工具外，还要采用心理测量、家庭治疗、心理剧以及催眠等专业技术，有着各种的流派，如精神分析、认知、行为疗法、人本主义等。四是实施人员不同，前者几乎人人可以参与，一般是上级、同伴为主，后者要由经过专业训练、懂得心理知识的专业人员担任，正式开展咨询需要通过国家心理咨询师的认证考试取得相应资格，或者是临床的精神科专业医师。

（5）理清员工中心理疾病与精神疾病的区别。精神疾病属于临床治疗范围，就需要专科医院的介入，当然对精神疾病的间隙期也需有心理咨询的帮助，这需要有较高水平的咨询师来判断。

（四）制订相应计划

1. 宗旨

核心价值观在于尊重流动女工的尊严、个人价值、幸福实现。企业主利益最大化与帮助员工解决可能影响工作的个人心理问题是一致的。

2. 制订各类计划

制订计划，最好形成书面的正式文件，包括年度计划，有条件的制订3～5年的规划。在年度中如果有若干个子项目，还需要制订某一个项目的计划，例如要做团体咨询，计划书上要包括以下内容：目标、带领团体咨询的人员、参加团体的对象、团体咨询的类型与程序、时间安排、进行地点、团体成员的招募方式、效果评估、其他条件等。特别是针对流动女工的安排：包括培训、辅导形式、个别咨询、频度等。

3. 阶段性调整

在实施过程中，会产生阶段变化，会发现一些新情况，健康促进人员根据变化，或是觉察到计划与实际情况可能会存在一些差距，适时适度进行跟进，或进行调整，是需要的，也是常见的，可以取得更好的效果。

4. 建立督导组织

在实施过程，如果仅是一名健康促进人员独自进行，力量往往是薄弱的，往往需要由促进团队一方甚至联合企业、政府组织三方组成督导组织，还可分成不同层次的督导，如整体工作推进的层次，具体技术商讨分析、案例分享的层次。

5. 举例

在今后的工作中，有针对性设计、发掘积极有效的康复干预方式，多层次、多角度、积极引导，以便更好地发挥员工的聪明才智和巨大潜能，从而促进和提高整个组织和绩效。普及心理健康体检，并定期（两年一次）进行员工心理健康检查，及时发现影响员工心理健康的问题和疾病。建立员工心理健康预警机制，如 SCL-90 测量中对总分在 160～250 的员工有提示（黄色预警），高于 250 分的员工有警示（橙色预警），除对员工本人提示警示，还应从安全管理角度给予考虑，对黄色及橙色预警人员不应从事与安全生产有关的岗位工作，建立心身健康预警机制。对事件总分高于 150 分的员工应提示密切关注躯体健康，建立员工心理危机应激机制，避免个别员工心理危机事件处理不当而扩大其消极影响。建立并逐步完善适合于企业特点的员工心理健康促进工作机制，构建适合的工作框架，工作框架的构建可依据不同对象的不同需求而确立。对分层群体的心理健康状况进行尝试分析，挖掘影响企业整体心理健康状况和员工个体心理健康水平的各种因素。

（五）重视建立生态学模型

随着时代的发展，健康促进工作得到了重视与发展，新的健康促进理论不断出现，新的成果不断地在建立，在制订工作和业务技术路径时，就需要我们注意吸收与适当运用。例如生态学模型理论，强调环境对于健康的多重影响（从社会、社区、组织、人际到个人），注意运用的原则：即环境因素的多层性、环境因素的多维性、现场的具体性、多层次的干预、与其他模型的共同使用。例如，在噪声作业场所，造成工人大声说话，导致回家后或其他社交场所也会如此，引发一系列误解，因而可能产生矛盾、导致压力问题。

（六）建设支持性文化环境

健康促进计划要做到层次分明，而不能眉毛胡子一把抓。流动女工促进项目一般可为三个层次，即提高心理健康认知水平（改变原来对心理健康的不合理理念）、改变生活方式（如成功管理压力、改善生理机能、习惯与人沟通、主动寻求心理帮助等）、建立支持性环境（例如改善工作环境、改进生产流程、减少减轻职业危害、管理人员注意尊重和其他适当方式、心理咨询资源的获得、关心职工家庭、精神荣誉与物质奖励等，甚至包括到场所的色彩布置、休息时间与休息室的安排，小到饮用热水的供应，诸如此类）。一个健康的企业，其员工也必然是健康的。员工不健康，企业难以健康发展。

建立支持性环境的途径在于：改善物质环境和工作环境，伴随着心理促进政策倡导和文化氛围的支持；实施可持续的心理健康促进项目；加强员工在促进项目中的自主性。而支持性环境会为企业及企业主提供实现组织目标的最佳机会，这些目标包括降低医疗费用（减少身心疾病、工伤事故）、强化组织形象、有利改善生产（提高生产效率、提高凝聚力、执行力）等。从流动女工的角度来看，根据调查结果，建议用人单位适当地加强女工素养培训，提高每个工人的自身素质及自我保健知识等，适当丰富工人的业余文化生活，以缓解和释放因工作和生活带来的压力。

（七）员工帮助计划

对于有一定规模的企业，建议建立员工帮助计划（Employee Assistonce Pnogram，EAP），而规模较小的企业，也同样可以参照执行。

EAP 是运用心理学、社会学、医学和管理学等学科的理论知识和技术方法解决组织与员工诸多问题的有效之一，在西方已有近百年的历史，在国外，属于一门随着社会变迁而发展较快的学科，国内的理论、实践都还比较薄弱，在一些方面还是空白。针对流动女工的 EAP 就属于这种情况，这无疑是值得深入的新领域，尤其是建立有中国特色的本地化 EAP 模式是很有意义的。在身心幸福感、压力应对、职业枯竭、工作环境设计、招聘与裁员心理帮助等方面尤其有着实战意义。

EAP 提供两种必需的服务，第一是为员工的个人问题提供咨询，第二种服务是给主管、职工及工会代表就员工的工作绩效问题提供咨询。

EAP 的基本特征：是由组织向员工及其直系亲属提供的一项基本的福利；专业服务人员向组织提供的是一套全面、系统的 EAP 服务，通过对组织的调查及诊断，对员工的心理教育和培训，以及对员工及其家属的心理咨询，能够把预防问题和解决问题，解决普遍问题和个别问题等有效地结合起来；根据心理咨询行业的职业道德标准，在心理咨询中，来访者的个人隐私将受到严格的保护。通常，在没有得到咨询对象书面授权的情况下，咨询人员不得向任何人透露来访者的任何事情；员工在使用心理咨询服务时，通常采用员工自我推介和管理者推介相结合的方式；EAP 中的心理咨询服务，不仅是提供组织内的员工，而且也面向他们的直系亲属；聘请外部的专业服务公司执行 EAP，有利于组织得到更客观、有效和具体的有关运作方面问题的资料库；专业服务人员将定期向组织书面报告有关 EAP 的执行情况，如对 EAP 使用率的统计（但不反映个人资料），组织中的员工面临的普遍问题，组织管理中特别需要改善的方面，及时消除问题隐患的建议，以及在每个合同期（通常为一年）结束前的效果评估等。

EAP 的基本要素包含以下 9 个方面：①来自管理层的支持者；②来自工会等组织或职能部门的支持者；③明确的政策与程序说明；④保密；⑤完善的教育局；⑥财务经费支持，目前国内还未将心理咨询费用纳入到社会保险和商业保险之中；⑦专业的 EAP 从业人员，但目前中小城市还缺乏资源；⑧广泛的服务项目；⑨确实的记录、追踪和评估。

EAP 的服务项目范围：①调查分析；②个体咨询；③团体咨询；④教育培训；⑤职业生涯规划；⑥推广促进；⑦危机干预；⑧个人测评。

（八）付费问题

从心理咨询的原则来讲，咨询需要付费。一般的心理课程可以由政府或行业机构打包付费，深入的问题则考虑由个人适当承担。有条件的企业可以设立自己的心理师队伍，也可寻求企业安排之外的咨询师、咨询室（公司），小型企业限于规模和人员配备，一般以借用外部资源为主，当然无论企业大小，都可以将内外部资源结合起来使用。故也可称为"内部模式"、"外部模式"、"混合模式"。当发现员工的特殊情况，则企业可以主动向员工推荐咨询师（公司），可以包年打包付费，也可个案代为付费。

但心理咨询的原则是自愿原则，企业不能强迫员工接受心理服务，那样往往会适得其反。各类心理机构、心理师应当提供合适的服务，可以是公益的、无偿的，也可以是收费的，以与企业的契约为准。

四、实施促进工作

在了解掌握了企业基本资料，经过调查、访谈，进行诊断，明确员工需求，制订工作计划，便可以开始实施方案：

（一）分级实施

（1）初级预防——宣传（小册子、电子邮件）；

（2）二级预防——培训（管理层、一线员工）；

（3）三级预防——咨询（团体咨询、电话或互联网咨询、个体面谈咨询等）；

（4）危机干预——解决将发生或已发生的问题。

（二）实施形式分析

根据不同的标准，心理咨询可以分为多种类型。例如：按过程时间长短可分为：短程（1～3周）、中程（1～3月）、长期（3个月以上）；按咨询形式可以分为门诊、电话、互联网等；按规模可以分为个体咨询与团体咨询。

（1）团体咨询：是在团体的情境中，向求助者提供心理帮助的指导，通过团体内人际关系交互作用，促使个体在交往中观察、学习、体验、认识自我、探讨自我、接纳自我、调整和改善与他人的交往、学习新的态度与行为模式，以促使个人发展良好的、生活适应的助人过程，优点是一次可服务的人数较多，对流动女工具有共性问题者效果较好，而且由于团体中共同汇集的能量场，可能激发个体的内核，咨询过程本身就是一个学习提高的机会。缺点是个体的严重问题不易解决、可能暴露个人的隐私、对咨询领导者的要求很高等。

（2）个体咨询：是咨询师与求助者建立一对一的咨询关系，着重解决个人的心理问题，优点是个性化、隐秘性好、可以解决比较严重的个人问题，缺点是一次能够解决的人较少。

（3）层次：企业员工有不同层次，流动女工中也会有分化，不同问题、不同需求都是客观存在的，根据实际情况可以合并、分层进行。

（4）频率：根据计划、与求助者约定、企业实际情况，按一般咨询的规律进行，在实施过程中可按实际情况适当调整。团体是一个月一次。

（5）现场效果与记录：实施工作是在心理咨询的原理下，结合心理师的个人经验，进行新的现场，实际现场效果是不可完全预料的，应尽可能将此记录下来，以积累经验与验证设计。

（三）常用技术

每个团队、每个心理师有自己的喜好与专长，可能会有不同的流派，但并没有标准化、格式化、统一的技术方案要求，一般都是以某一种技术为主，结合实际心理咨询师的能力习惯、与求助者的匹配，灵活运用综合性的技术手段。咨询师们可以结成互助小组，遇到自己不能解决的问题，应及时按原则向高年资的或更合适的咨询师转介。咨询室的环境、设施等方面也会对咨询效果产生一定的影响。

（四）压力管理

减轻压力的一般性方法包括肌肉松弛、冥想、认知—行为机能训练。针对流动女工可开展压力管理培训，在营造企业文化的同时，利用轻松快乐的宣传品，同伴教育与帮助，合理安排休息，关心职工，有适合的地方放些背景音乐等方式途径，需要因地制宜。

（五）危机预防与干预

随着社会经济的发展，世界经济的波动，经济模式的转型加快，处于弱势地位的流动女工，产生危机的可能性更大。近年如富士康事件就是典型事件，还有大量未被报道的隐形事件，而一位流动女工发生危机，就可能毁掉一个家庭，损害家人特别是孩子，对企业来讲，不仅是事件，更容易对企业形象造成毁灭性的打击。所以危机干预无疑是心理健康促进工作的不可或缺的一方面。

在咨询过程中，一旦发现求助者有危害自身或他人的情况，必须立即采取必要的措施，防止意外事件发生，例如自杀、自残、对他人过激行为企图，必要时应通知企业或家属，但应将有关保密信息的暴露程度限制在最小的范围。

有危机发生后，应企业请求，心理咨询师应及时介入，对危机发生人员、家属及周边人员进行干预，如哀伤处理，预防进一步的伤害，包括可能延后发生的创伤后应激障碍。

（六）注意点

（1）考虑可及性。有些计划虽然美好，但是往往在实施过程才发现难以到位，例如许多流动女工工作十分紧张，难以有时间来接受促进活动，或企业生产高峰期间，往往不能安排合理时间。

（2）可接受性。要重视企业及员工的意愿。比如员工认为心理咨询师是为企业服务，为企业说话，容易产生反感，这就需要一定时间打开对方的心门，逐步接受心理促进的各类行动，并内化成自己的理念。

（3）对困难的准备。一方面是企业与员工需求得不到满足，另一方面是提供的服务不能让对方满意。

（4）适时开始、及时结束。找到合适的切入时间，开始促进工作，而恰当的结束，也是非常重要的，结束包括一个项目的完成，也包括每一次辅导的时间把握和时机掌控。一些咨询师容易犯的失误，就是过分热情，而不顾对方的感受。

五、心理健康促进工作评估

（一）评估的重要性

在过去粗放型的管理风格影响下，评估大多是做了什么、效果大概如何、应该如何、感觉如何之类，不经过客观的检验，难以总结出可推广的成果。科学的效果评估常常不受重视，这是一种错误的倾向。

通过收集心理健康促进工作实施中各阶段、各类技术的大量信息，在研究分析这些资料的基础上，按照一定的程序来得出科学的评估结论。

（二）评估的常用方法

不论用哪种方法，评估结果一般都需要写出书面的报告，并附有相关的资料。

（1）会谈评估法（与企业管理人员、与流动女工群体、与求助者）。

（2）行为评估法（自然观察法、模拟评估法、参与观察法等）。

（3）生活史采集法（间接调查、直接面谈、跟踪观察、自我监测法、关键事件法）。

（三）评估结果的应用及常见问题

评估结果可应用于企业，利于企业评估开展项目后的实效，并作为下一阶段的调整的依据。应用于个人时，可让求助者了解自身的情况。评估的效果可以按照最佳健康的五维度模式来使用，即身体健康、情绪健康、社会适应性、精神健康、智力健康。

在流动女工心理健康促进工作容易出现以下问题：

（1）促进缺乏连贯性和深入程度。

（2）尚未有机融入日常工作。

（3）部门领导的重视程度影响工作成效的充分发挥。

（4）宣传力度不够，形式不够多样化。

（5）提供的咨询服务不够便捷、灵活。有调查报道：超过 90%的员工不排斥接受心理帮助，但只有约 10%的员工主动寻求心理咨询服务。预约方式不够便捷，很多员工不了解咨询师预约的步骤是员工主动寻求心理咨询服务较少的原因。

（6）在一般员工援助计划中，能否特别设立"流动女工"活动的主题。

第六章　工作场所的自我健康管理与干预

慢性健康问题在职业女性中日趋严重。这些健康问题主要指"长期的或短期内无法治愈但可通过药物和（或）其他方法加以控制的症状"。这种症状会对日常生活功能产生一定的限制，包括一些常见的健康问题如肌肉骨骼疾病（例如重复性劳损和持续背痛）和心理健康问题（例如紧张、焦虑和抑郁），以及一些心肺方面的症状。虽然慢性健康问题通常与人口老龄化有关，但许多症状却是由工作引起或加剧的。肌肉骨骼疾病以及紧张、焦虑或抑郁等心理问题是最常见的与工作有关的健康问题。这些问题同时也是员工长期或短期病假的最主要原因以及申请丧失工作能力福利的最常见原因。

如果将那些引起劳动能力丧失、缺勤和失去工作等的非工作相关疾病，但与工作有一定关系的健康问题统计在内的话，慢性健康问题在职业女性中的患病率可能较高，如性传播疾病生殖系统炎症、类风湿关节炎、糖尿病和生殖系统癌症。生殖系统疾病在女性患病和残疾总数所占比例远远超过男性，与慢性健康问题相关的因病缺勤和失业每年造成的负担也越来越重。人们普遍认为女性参加工作对健康有好处，可以减少健康不平等，促进卫生资源性别均等化。此外，给患慢性病女性或者产后女性保留岗位或在岗（返岗）对大多数有健康问题的人来说也是一种治疗，它能够促进身体的复原和康复，并且维持或改善生活质量和健康状态。因此，整体看来，保持员工健康而富有成效的工作对社会是非常有利的。

为了确保那些有健康问题的女职工在整个工作生涯中保持自己的健康、幸福和生产力，针对工作相关的慢性健康问题对医疗保健和社会服务的开支产生的影响，可参照国际社会的策略：

①促进有慢性健康问题及产后女性重返工作岗位；

②减少因工伤和疾病而损失的工作日的数量；

③帮助企业意识到在保护女职工健康和福利的成本效益，以及社会责任；

④鼓励良好的职业卫生服务与生殖健康服务；

⑤促进工作场所的公共卫生措施，比如开展健康促进，应对压力和肥胖；

⑥发展一些能够帮助女性重返或继续留在工作岗位上的服务；

⑦将工作相关的成果纳入到未来的国家公共健康指南中。

一个贯穿上述策略的重要主题是对健康、福利和行为之间联系的认识。强调应把重点放在从生物心理学的角度进行早期干预，同时考虑到生物学（例如疾病或症状）、心理学（例如应对策略）、社会（例如社会支持、企业文化）和宏观政策之间的相互作用。大多数慢性健康问题与生物学和行为学危险因素有关，社会和文化因素在患者感受疾病方面有重要作用。在有效控制工作场所的慢性健康问题上，政府采取措施可解决临床、社会及经济方面的问题。

什么是自我健康管理？ 为什么强调自我健康管理的重要性以及现行措施如何解决这个问题？本章将介绍自我健康管理的定义、对有慢性健康问题的个体的重要性以及支持自我管理活动的现行医疗干预措施，概述工作场所良好的自我管理行为对工作和健康产生的影响，并讨论现行的工作场所干预措施以及能够加强自我管理行为和技能的新举措。

第一节　自我健康管理是保障社会健康的基础

一、自我健康管理的概念与行为

自我健康管理泛指个体每天进行的一系列用来管理自身慢性健

康问题的行为。这些行为被认为是一种对于不良健康状况的预防性策略，与"健康"个体的行为有所不同。可以用现有的几个定义和概念对自我健康管理进行概括，自我健康管理包括以下三项任务：

①药物治疗或行为管理（如坚持一种慢性健康问题要求特殊的饮食）；

②职责（如调整自己以前的职责或任务以改善症状）；

③情绪管理（管理因慢性健康问题产生的愤怒、恐惧、沮丧或情绪低落）。

这些任务围绕着个人观点的转变以及他们所意识到的问题。某些疾病（或者症状）是偶发性的、且在严重程度上有所不同，所以适用的自我健康管理任务也不同。其他一些定义将心理和社会管理更加集中地合并在一起。自我健康管理是由多种行为组成，不仅包括对症状的认识和响应、控制急性发作以及用药；还包括管理亲属关系以及向重要人物寻求帮助。自我健康管理受到多种情境因素的影响，如社交网络、家庭支持、医疗保障以及物质环境。同样的，自我健康管理是个体通过维持良好生活质量所需的认知、行为和情绪反应管理自己症状的能力，包括个体管理慢性健康问题带来的身体和社会心理后果以及生活方式改变的能力。自我健康管理是一种动态和连续的自我调节过程。

有关慢性健康问题自我管理的规定主要是针对复杂症状的病例管理，对于有中长期并发症风险的症状的疾病管理和低风险、长期健康状况的自我管理方案。专家团队提供自我管理的支持和技能，帮助个体更有效地控制自己的病情和生活质量。自我健康管理的主要目标是通过让个体自己明确目标、负责自己的治疗以及提高他们自主性的方式帮助促进个体的一些行为，如合理饮食、运动、用药、症状管理和疼痛管理。利用适当的心理学理论可增强个体的信心和动力，发展个体沟通、解决问题和计划行动的能力。

自我健康管理的一个关键理论是自我效能，即"相信自己有组织和执行行动以达到特定成就的能力"。自我效能信念与个体在动机、行为和健康状况调节方面的目标相关，衡量方式是对一个人在实现一个目标的信念和信心方面进行评估，例如成功管理某特定健康状况引起的疼痛。自我管理干预促使一系列的健康问题如妇科病（乳腺癌、宫颈癌），以及关节炎、心血管疾病、呼吸系统疾病和糖尿病等得到改善，带来自我效能的改变，以及行为和健康状况的改变。自我健康管理涉及的其他理论还包括认知行为治疗（CBT），它的目标是改变人们对自身的慢性健康问题的想法以及这些想法对行为的影响。采用这一理论的自我管理计划对心理健康问题以及肌肉骨骼疾病如持续背痛尤其有效。

绝大部分慢性健康问题可以通过自我健康管理得到改善，从而延长工作寿命，改善生命质量。关节炎的自我健康管理实现了疼痛和身体机能以及运动、自我效能和积极的健康状况等方面的改善；哮喘的自我健康管理减少住院治疗、急诊就诊和夜间哮喘；糖尿病的自我健康管理可有效控制血糖；慢性心力衰竭的自我管理也证实了某些生活质量方面的改善以及住院治疗的减少。妇科病人可以通过自我健康管理得到有效的改善，使女性生活质量大大提高，乳腺癌病人可以通过自我健康管理改善心理状态，延长生存时间，改善生活质量。

自我管理的一个主要障碍是个体在开展自我管理活动方面的坚持度较低，主要原因包括缺乏对慢性健康问题的接受度、心理调适能力不佳、共患抑郁症、将自我健康管理当做负担以及很难将其融入日常生活。此外，大量的政治、社会和文化因素相互作用，影响那些慢性健康问题患者的健康结果。因此，自我管理应采用一套更加完整的生物心理社会方法，从而对自我管理干预进行优化。自我健康管理支持活动如果结合工作场所的综合因素将更加有效。

由于预计未来20年慢性健康问题在职业女性中发病率将会持续上升，将自我管理干预与现行工作场所措施进行整合是一项很有意义的工作。在将自我管理计划整合进工作场所之前，需要先了解目前女性如何在工作场所内管理她们的慢性健康问题，哪些心理社会及工作场所因素影响她们管理自身健康的能力，以及她们需要什么支持来有效管理慢性健康问题和她们的工作要求。

二、自我健康管理是社会控制的基础

在日常生活与医学领域，个体有效地控制自己的行为并作出明智的选择，是维持良好健康状态、减少医疗支出的重要途径。个体对自己的健康负责，无疑是一种最有效地实现某一具体目标、有目的性的自我管理。人的社会性决定了健康的社会性，个体的健康总是与社会共同体有着种种的关联，因此，个体对自己的健康负责是对社会共同体的基本义务，是一种基本的社会责任。

自我健康管理很大程度上受社会意识形态与价值取向的支配，因为健康与疾病的定义不能仅仅以生理机能失调为依据，而必须考虑人们依存的社会文化环境，比如说流动女工，她们处于较差的生活与生产环境中，某些不良行为往往发生于群体中，而非个体行为，在工作场所群体中进行干预，教育她们掌握自我管理的技能，这样效果会更明显。与其说健康与患病是个体的一种状态，不如说它是一种社会文化的评价与约定。将个体健康与社会系统的维持与运行联系起来，极大地强化了预防医学在现代社会中的权威与权力，扩大了公共卫生对大众生活的影响。

由于无论置身于何种文化价值体系中，个体都渴望主流社会的认同与奖励。而生病作为一种社会偏离行为的亚类是社会不期望的。因此，人们有保持健康的动机和祛病康复的愿望，个体的健康责任其实是一种基本的社会责任。虽然有人认为，个体有权保护或不保护甚至危害自己的健康，但主流社会意识形态与价值取向视生病者为社会另类，对维持健康或努力康复者的奖励，赋予了病人免除某些正常社会角色职责的权利，为康复者提供的条件，寻求技术上的适当帮助、与医生合作、支付医疗费等。

从某种意义上说，现代公共卫生体制与医疗社会保障体制的建立，主要得力于国家政治权力的推动。虽然在不同的历史时期与不同的国家和地区，公共卫生与医疗社会保障体制各有特点，但社会个体的广泛参与和自觉履行应尽的责任是基本的前提。

三、个体应承担自身健康的责任

从慢性健康问题的成因看,诸如吸烟、吸毒、酗酒、不洁性行为等不良生活方式与行为是主要的致病因素,它们不仅危害了个体自身的健康,而且也可能对社会与他人的健康带来危害。因此,个体承担的健康责任广义上应包括两个方面:其一是个体对自身健康的责任;其二是个体对他人健康的责任。一般来说,个体对自己的健康负责有相互关联的两层含义:一是指个人在维护自己健康时,由自己自主选择和采取预防、保健、治疗措施,并对自己的选择负责;二是指由个人承担在维护自身健康时所付出的经济上和精神上的代价。

在现实生活中,个体的生活方式与行为受到社会环境的影响与制约,个性的自由不得不顺应客观规律,对个体本能有所节制,在允许的范围内进行选择。研究表明,有效干预自身生活方式与行为,增进健康行为的频度、减少不良生活方式与行为,是提高健康水平、减少疾病尤其是慢性非传染性疾病的根本途径。否则个体健康将受到损害。因此,个体对生活方式选择以及在医疗保健、临床治疗过程中作出的种种选择所导致的结果负有直接责任。目前,个体对健康责任的承担方式具体反映在为健康维护或疾病治疗支付必需的费用,世界绝大多数国家的医疗保障体制对此有明文规定。

事实上,如果个体因不良生活方式而导致疾病,他所付出的代价绝不仅是经济上的。由于医疗客体与疾病的复杂性、医疗客体的个体差异性、医学理论的相对性与医疗主体知识结构的欠缺、医疗仪器设备的局限性等错综复杂的因素,医疗活动是一种高风险性活动。一旦个体无奈进入临床治疗过程,无论愿意与否,都必须承担医疗风险。在医学领域,许多时候健康不是用经济的代价就可以置换的,即使患者支付了巨额的医疗费用,疾病也未必能够康复甚至还会因难以避免的风险而恶化。因此,对任何社会个体而言,回避医疗风险的最有效途径在于养成良好的生活方式,从根本上预防和杜绝疾病的发生。

四、从家庭保护到社会互助，女性是健康保护的主要载体

人类社会进入文明时代以后，家庭成为相对稳定的基本社会单位。它集生产、分配、消费、教育以及老、弱、病、残人员的保护等职能于一体，被社会学家称为社会的基本细胞。医学史与医学社会学家们的研究表明，古代东西方的医疗活动基本是依托家庭展开的。女性在人口再生产以及对家庭成员及自身健康保护中起着极其重要的作用。一旦家庭成员中有人生病，如果条件允许的话，便请医生上门就诊、开方抓药，照顾与护理家庭其他成员成了女性义不容辞的责任。家庭对弱者尤其是年长者的保护，实际上是以亲情和代际之间的互惠为伦理基础的，其目的是增进家庭内部的和谐，提高家庭的整体功能。实践证明，没有女性的家庭健康状况差于女性承担健康保护者的家庭。

随着人类社会的发展，家庭经济功能弱化是一种趋势。在健康领域，家庭防护机制逐渐被社会互助机制替代。从 17 世纪开始，伴随着以机器生产为特征的工业化的兴起，社会生产方式与劳动组织方式发生了重大的转折，家庭不再是基本的生产单位。由于工业生产的高度社会化与专业分工越来越细，社会劳动者尤其是城市化后的城镇劳动者大多依附特定的工厂或企业，并主要靠工薪维持生计。工业化带来的一个突出问题是工伤事故与职业病的频繁发生，越来越多的女性外出就业，成为工农业生产的主力军，尤其是在工业化的早期阶段，大批流动女工在恶劣的环境下工作，每天工作时间超过 10 个小时。她们的配偶往往也是打工者，同样遭受职业病与工伤的危害，面临健康风险。由于工伤与职业病使流动女工及其家人丧失工作能力与工薪，从而陷入贫病交加的境地。

女性自身抗拒风险的能力十分有限，需要家庭与社会的支持，其工作单位与同事、专家提供帮助对于改善存在慢性健康问题的女性的健康状况是十分有益的。目前工作场所的健康管理越来越被更多的人认识与重视，自我管理是工作场所健康管理的一个不可缺少

的重要部分。

第二节　女性在工作场所的自我健康管理

研究表明，大部分有慢性健康问题的员工工作时在身体和（或）心理社会方面都有力不从心的感觉，并且面临丧失工作能力的风险。女性的慢性健康问题包括反复发作的妇科疾病、乳腺癌、肌肉骨骼疾病、心理问题等。与那些没有健康问题的人相比，她们不仅在工作上有一定的困难，因病缺勤的记录也更高。患有抑郁症的女性在心理社会的工作需求方面困难更加突出。然而在身体和心理社会工作需求方面都经受到最大困难的是那些患有癌症的员工，乳腺癌是目前我国女性人群中发病率最高的癌症。随着共患病（即患有一个以上的慢性健康问题）的增加，工作上的限制也越来越多。共患病也会导致因病缺勤的增加。

尽管存在这些问题，有证据表明，许多有慢性健康问题的女性仍然积极地想要继续就业。一些研究证明在这方面既存在一些障碍，也有一些有利因素，包括：

①健康问题本身；

②社会经济环境；

③工作特点及工作场所的支持；

④企业的政策和规程以及企业文化。

如何针对慢性健康问题和工作的看法及行为进行干预，改善其健康和就业，这是我们需要努力开展的一个重要领域，因为有证据表明那些通过良好的自我管理控制了自己的慢性健康问题的员工更有可能在就业方面保持活跃，也就是"健康工人效应"。相反地，那些自我管理能力较差的员工更有可能离开工作岗位或因健康欠佳提前退休。慢性健康问题的员工开展积极的自我管理，包括正确服药、症状管理、寻求同事的帮助以及调整自己的工作可以得到雇主及其领导的更多支持。实际情况中，除了部分员工是由于因病缺勤而不得不向自己的雇主透露自己的病情，只有少数员工主动选择向自己的直管领导公布病情从而获取支持以及工作上的调整。

比如抑郁症患者，减少工作时间和改变实际工作环境。在员工管理自身的慢性健康问题和工作效率方面，工作场所的变化是至关重要的。比如乳腺癌患者，那些在工作中能够自己作出工作场所的调整以管理自身疾病的员工在工作中能获得更好的健康结果，如症状减轻和心理幸福感增加。

研究发现，自我效能较高的患有乳腺癌的女工能够更有效地管理他们在工作场所的身体情况、工作量和工作压力。相反地，那些自我效能低的和采取回避应对方式的员工会把工作中的自我管理行为当做一种负担。对自身患有的疾病缺乏接受度也给自我管理行为制造了一定的障碍。如何在工作中应对慢性健康问题对于员工的健康和工作结果来说都是一个重要的决定因素，那些在服药、症状管理和工作调整方面自我效能较高的员工在工作中开展这些行为的可能性更高。此外，直管领导的支持直接关系到这些自我管理行为，也会对员工的自我效能产生积极的影响。

医疗卫生文献普遍认可，接受自我管理行为的支持至关重要，而直管领导的支持对员工健康和幸福感的重要性。直管领导的支持有利于更好的工作调整以及改善应激源、紧张关系和工作表现，同时也与员工随时间抑郁症症状逐渐减轻相关。因此寻求支持是一种重要的情境自我管理行为，对那些患有慢性健康问题员工的健康和工作状态产生积极的影响。如果没有得到无论是在现实还是情境意识方面所需要的适当的支持，就可能会对员工的健康状况产生负面影响并会导致带病出勤、因病缺勤、延迟复工或者离开工作岗位。对于那些在返回工作岗位或继续工作方面面临许多困难和障碍的肌肉骨骼疾病患者，以及与其他慢性病患者相比应对能力差、自我效能低且自我管理能力差的抑郁症患者来说，这方面尤为重要。然而工作因素对于疾病本身的影响使得这些健康问题的本质变得更为复杂。因此，大多数针对与因病缺勤和恢复工作相关的心理社会因素方面的研究都集中关注这两个常见的健康问题。

　　对于那些患有肌肉骨骼疾病、乳腺癌以及患有紧张、抑郁和焦虑症的女性来说，影响她们健康欠佳、因病缺勤和病假长度的是工作条件以及企业制度和政策等。还有一些影响因病缺勤和恢复工作的个人因素，如夫妻关系、年龄和受教育程度。对于持续背痛患者来说，共患抑郁症、疼痛感高且持续、自我报告的健康状况较差和功能受限、康复预期不佳以及害怕所从事工作会加剧问题等因素都与因病缺勤和较差的恢复工作结果相关。对于那些乳腺癌、焦虑和抑郁症患者来说，害怕复发、害怕引起发病的最初情境重现以及疾病的严重程度也与较差的恢复工作结果相关。同样的，对于那些癌症恢复期的患者，抑郁和焦虑也影响恢复工作的结果，治疗的副作用如疲劳、认知问题、睡眠不佳和缺乏支持也影响工作能力。

　　对于患有慢性健康问题的员工来说，在解决心理因素、转变行为态度和提高自我管理能力方面需要进行工作场所的干预，让这些人能够有效地管理她们的慢性健康问题以及她们的工作。这种干预措施确实存在并且现在已在许多企业、职业卫生服务和康复服务中广泛开展。然而她们主要关注的是某些慢性健康问题的预防措施或有助于恢复工作的干预措施，因此或多或少地集中于关注康复。干预措施经常会忽略那些未被归入立法法令如英国 2010 年《平等法》范围的患有非工作相关健康问题的员工。这些员工可能不会需要长期病假，但是当她们在工作调整方面遇到一些工作场所的障碍和困难从而使得慢性健康问题自我管理的开展变得繁琐、复杂或困难时，将会有这方面的风险产生。有许多工作场所的健康管理措施和工作场所政策能够通过简单的调整就可纳入或整合自我管理计划，它们可以由内部的职业卫生专业人员还是外购服务负责。

第三节　慢性健康问题的工作场所健康促进

慢性健康问题的工作场所健康促进与干预措施一般可分为三大类：
①预防（如健康促进活动）；

②对出现的健康问题进行管理（二级预防）；

③康复（如管理长期病假和恢复工作）。

针对女职工的工作场所健康促进旨在增强员工健康和幸福感，包括促进体力活动、戒烟和健康饮食。目标人群既包括健康的女职工和面临健康风险的女职工，例如有生殖系统炎症或肿瘤、甲状腺疾病、抑郁和肥胖风险的女职工。从以教育为基础的计划和量身定制的风险降低咨询到以个体行为变化和企业层面的变化为目标的多方法途径（例如采取灵活的工作条件、调整工作环境）都在干预措施的范围之内。工作场所健康促进需要利用适当的理论，如自我效能和认知行为疗法，帮助员工在完成行为改变方面明确目的、设定目标。

一般的健康促进计划，如针对生活方式改变的体力活动和举措，在改善健康、幸福感和工作能力以及减少因病缺勤方面具有明显的效果。许多健康促进措施也通过运动、教育、培训和符合人体工效学的干预措施达到预防肌肉骨骼疾病（如背痛）的目标。这些方法已被证实能够适度有效地预防肌肉骨骼问题。而针对女性生殖系统炎症和肿瘤的干预措施主要在于减少工作场所有害因素暴露、减轻症状，促进康复。

这些因素包括某些慢性健康问题中发生的不可逆的病理改变，以及社会和文化因素和其他重要的介质如医疗保健体系和其他一些重要的影响慢性健康问题管理的因素（如合作伙伴）。由于这些原因，工作场所干预措施主要集中在生活方式和工作环境等方面，这些生活方式和工作环境可能导致的慢性健康问题应当是可间接控制的或者仅仅是那些更能够直接控制的慢性健康问题，如工作相关的慢性健康问题，即心理健康问题、心肺疾病和肌肉骨骼疾病等。

针对心理健康问题患者的管理和康复的干预措施可分为企业层面的干预措施，包括重新制定工作目标，监督培训和其他教育或认知措施，以及个人层面的干预措施，包括认知行为疗法和其他类型的认知和教育干预措施。后一类干预措施可能在很大程度上以一些自我管理行为和能力为目标，主要通过认知行为疗法实施干预，包括应对能力的培养、个人支持、行动规划和目标设定。这些干预措施不仅在减少心理不健康的症状方面非常有效，在减少缺勤方面也是十分有效的。

目前极少工作相关的干预方案关注女性生殖系统疾病患者，为她们提供与肌肉骨骼疾病患者和心理健康问题患者类似的干预措施，以一些自我管理行为和能力为目标。这些干预措施很少关注其他的慢性健康问题。对于大多数其他类型的慢性健康问题来说，工作场所的管理很大程度上受劳动能力丧失的管理、工作调整的实现和工作适应方面的限制。然而由于慢性健康状况的复杂性和挑战性，慢性健康问题的负担远不止工作调整这么简单。在健康状况可能产生的情绪影响方面、在调整自己以适应存在慢性健康问题的生活工作方面以及在恢复健康方面，员工们都需要帮助和支持。此外，还需要支持这些员工继续参与工作，包括工作中保持并扩展自己在岗位上的重要性以及维持与工作中重要人物如同事和直管经理之间的关系。这表明我们需要对现行的管理健康问题的工作场所模式进行扩展。

劳动力年龄的增长和慢性健康问题对员工工作寿命产生的影响导致了患病率的不断增长，因此目前人们也逐渐认识到在工作场所管理多种慢性健康问题的需要。特别是，以能力为导向的方法已被认为是一种有效的方法，使员工不仅能够管理他们的慢性健康问题，也能够保持积极就业。

工作场所自我管理能力和行为的培训是一个新方向。为了让管理人员能够进行合理的工作调整，员工们有必要清楚自己的问题、与他们的上司和同事就此问题进行讨论并达成一个解决方案。如果要为那些严重慢性健康问题的患者，包括风湿性关节炎、克罗恩病、慢性阻塞性肺病、心血管心脏疾病和视力损伤的患者设计一个培训计划。这个计划需要解决以下问题：

①影响工作质量的实践和心理社会方面的困难及障碍；

②对慢性健康问题的认识和想法；

③工作中的沟通情况；

④为丧失劳动能力的员工提供法律上的认可及便利条件；

⑤解决问题。

培训通过小组会议的方式开展，旨在帮助员工明确自己的工作相关的问题和可能的解决方案。自我效能感、保持工作、疲劳和工作满意度方面的变化是首要结果衡量指标，病假、工作相关的问题和工作调整方面的变化是次要结果衡量指标。到目前为止，对这些指标改变情况的定性分析发现这项培训已经使得员工自己意识到在有关他们所患慢性健康问题方面的自身的能力，并明确了与工作相关的问题以及如何管理这些问题。作为对这一结论的支持，有一些证据表明对于有慢性健康问题的员工来说，以能力为基础的干预方案在一些方面是有效的，包括为获取支持和工作调整进行的能力及行为改变、沟通技巧和在管理工作相关的问题方面自信心的增强。然而，这些干预措施大多数并未直接解决慢性健康问题本身的自我管理，如在工作中的用药管理及症状监测。管理的重点是明确并协商以工作为基础的解决方案，从而维持就业。

就上述的干预方案而言，在工作场所的自我管理和健康促进中还要考虑许多潜在的障碍。

第一，很多症状不明显的慢性健康问题不易察觉。除非需要请病假、从医生那里开具健康证明或者需要进行合法的工作调整，员工才可能会向雇主公布自己的病情。这可能会使得工作场所的自我管理干预难以开展。许多慢性健康问题在工作场所也会受到很多歧视，导致它们的公开变得更加困难。此外，那些公开自身慢性健康问题的员工具有较高的自我效能和自我管理能力，他们将公开病情作为自我管理策略和寻求帮助的一部分内容。因此，那些对自身慢性健康问题管理不佳、未公布病情且未申请长期病假的员工最有可能需要一个综合的工作场所自我管理和干预方案。

第二，患有慢性健康问题的员工形成了一个内部异类组。尽管这样，他们还是存在一些共同的特征，可以通过一个工作场所自我管理和干预。慢性健康问题可以分为若干类别，例如症状持续的和症状偶发的，病情适当稳定的和进展性的，以及导致显著的体力限制的和导致显著的心理限制的慢性健康问题。

第三，许多雇主和人力资源等管理人员未经专业训练，无法识别慢性健康问题。大多数管理者不了解慢性健康问题对他们企业以及对员工工作寿命的影响，而且在慢性健康问题患者或丧失劳动能力员工的劳动力参与方面，大多数直管领导无法获取实施相关国家框架所需的资源。企业可能必须采取措施改变某些对有效管理员工慢性健康问题形成障碍的企业文化，例如建立一些可能涉及公开和汇报病情的程序的企业规程，从而开启员工和他们的管理者之间的对话，这将有助于获得一些解决方案。

实践表明，以工作为基础的自我管理和干预是有效的。自我管理培训已用于提高工作出勤率，通过对那些因病缺勤率较高的员工进行自我监管能力的培养，管理影响工作出勤的个人和社会方面的障碍并提高员工在这些能力上的自我效能，对于提高工作出勤率是有效的。通过培养员工在自己工作任务上的自主性，自我管理培训计划也已用于改善工作团队中自选的工作决定和工作方法。例如，训练他们识别、监控和实施针对一个工作问题的干预方案。对于那些对自身工作进行自我管理的团队来说，好处是非常广泛的，包括提高生产力和创新性，以及提高自我效能、支持、幸福感和工作满意度。

总之，自我管理的概念和它的好处对于企业来说已并不新鲜。但是将要面临的挑战是不仅仅要转变员工和雇主的信念，还要让那些专业人员以及其他主要利益相关者和决策者认识到工作场所中自我管理计划对慢性健康问题的重要性。将自我管理计划整合进工作场所可能并不需要大量的资源，但却需要第三方机构提供适当的服务与支持。

例如当医疗卫生服务人员在员工个体之间传授自我管理计划时，就需要医疗服务人员、雇主和员工之间的良好沟通。这一点对于小型和中型的企业来说非常重要，因为它们可能无法连同其他服务一起传授他们自己的自我管理计划。对于能够获得职业卫生服务的大型企业来说，自我管理和干预则可以作为医疗卫生服务的补充和加强。除用药管理外（这项内容应当在医疗服务引导下开展），大多数自我管理技能是较为常规的，并且很多自我管理计划都是整体的和多组分的。因此工作场所可以按照与工作场所健康促进相同的方案和体系，简单方便地为患有慢性健康问题的员工提供自我管理和干预方案。

成功的工作场所健康促进计划包括以下几个关键要素：

①建立清晰的目的和目标，将计划与业务目标联系在一起；

②与员工有效地沟通并使他们参与计划的制订和实施；

③创造支持性环境；

④考虑一些激励措施，鼓励员工坚持参加计划；

⑤提高参与者的自我效能。

这种方案可以帮助员工在他们慢性健康问题的需求和工作的需要之间取得平衡，并能调整他们的自我管理能力以适应企业和工作场所因素的变化。通过优化工作寿命的总体质量以及减少因病缺勤、丧失劳动能力和潜在的就业损失，也将提高在工作场所管理健康的幸福感和主动性。

对于慢性健康问题患者来说，自我管理行为在工作场所发挥重要作用，并有助于提高工作效率、减少因病缺勤和增强幸福感，这些反过来可以增强健康而持久的工作寿命。对那些并非由工作引起的但是与工作有一定关系的慢性健康问题需要开展调查和以干预为基础的研究，因为它们会影响劳动力的健康、幸福感和生产力。

有证据表明工作场所自我管理和干预在提高管理慢性健康问题的个体的健康和生活质量方面是有效的。这些计划聚焦于培养这些个体为自己的健康管理负责，从而使他们能够更好地控制自己的生活。企业在其中扮演着重要的角色，鼓励雇主将自我管理纳入工作场所健康管理策略之中，更重要的是参与管理慢性健康问题的机构和人员继续探索政策制定者、医疗保健、雇主及员工共同参与管理慢性健康问题的其他方法。

第四节 应激与癌症干预

癌症是上百种有着共同点的一系列疾病的总称。所有的癌症都是由于 DNA 功能障碍引起的。DNA 是控制细胞生长和增殖的细胞的一部分程序。正常情况下，DNA 能保证新细胞有规律、缓慢地增长，癌症状态下，DNA 功能异常而导致细胞过快地增长和增殖。与其他细胞不同的是，癌性细胞对机体毫无用处，只会消耗机体的资源。

癌症是大多数发达国家中导致死亡的第二大疾病，仅次于心脏病。在十多年中，癌症的发病率和死亡率居高不下，自从 1993 年起，美国癌症的死亡率已经呈现稳定的下降趋势。死亡率下降的癌症大多数为肺癌、肠癌、乳腺癌、前列腺癌，而在美国，这些癌症的死亡数占总癌症死亡一半以上。吸烟的减少和环境的改善是引起这些死亡率变化的原因之一，癌症死亡率的下降则可以归功于治疗技术的进步和癌症病人的健康管理与干预。尽管如此，在美国每年仍有 55 万多人死于癌症。

据 2012 年《世界癌症报告》，全世界发病率最高的癌症是肺癌，全球新增病例 1 400 万例，中国 307 万例，占 21.8%，居全球之首，其中肺癌占全球 34%，食道癌占 50%，肝癌占 50%（见图 6-1）。

肺癌是中国男性的第一大癌症，而乳腺癌是女性的第一大癌症。

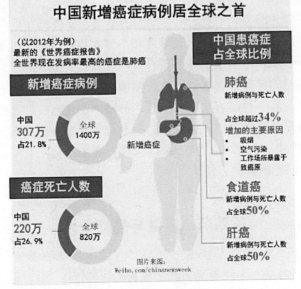

图 6-1　新增癌症病例情况

　　心理社会因素在癌症的发生和发展中起到十分重要的作用。由于癌症患者往往在诊断后能生存多年，健康心理学家开发出一些干预方法以减少癌症的发生并延缓癌症病程的发展，提高癌症患者应对癌症的能力。

一、什么人易患癌症

　　很多因素使得我们难以了解癌症的确切原因，也很难研究出究竟是哪些因素使癌症恶化或好转。许多癌症有种属特异性，某些种属更易患癌症。如老鼠容易患很多种癌症，而猴子患癌症的却很少；而且，即使是在多种种属中都有的癌症，其在不同的种属中的发病方式也不同。例如，狗的乳腺癌发病就不同于人类的乳腺癌。同时，很多癌症有较长的或不稳定的生长周期。肿瘤是以它们的倍增时间，即肿瘤的体积增加一倍所需要的时间来测量的，倍增时间从23～209 天不等，因此，一个肿瘤可能需要 2～17 年才能达到目前能够被检测到的大小。

　　肿瘤也存在着种族内易感性，即同一种属中的某些亚群对某种癌症易感，而另一些亚群却可能对另一种癌症易感。因此，三个个体都处于同样的致癌因子下，可能会在不同的时间产生不同的肿瘤，或者只是其中一个个体产生肿瘤。

　　很多癌症的发生有家庭聚集性，从某种程度上来说，这是因为很多癌症都有遗传基础。研究表明，结肠癌和乳腺癌的发生都与遗传因素有关，这一发现将有助于评估个体是否处于癌症的高危状态。然而，家族史并非总是预示着癌症的遗传易感性。因为除了遗传基因以外，其他与家族有关的因素，包括饮食、生活方式等，也和癌症的发病有关。总的来说，癌症与生活方式的关系较遗传更加密切。感染性因素可能与某些癌症的发生有关，例如，BRCA1 基因和BRCA2 基因与乳腺癌有关，人类乳头状病毒（HPV）是宫颈癌的主要原因，幽门螺旋杆菌与某些类型的胃癌有关。

　　某些癌症与种族有关。例如，有英国血统的男性膀胱癌的发病率是其他人群的两倍，而且恶性黑色素瘤的发病率也相对较高；西班牙的男性和女性肺癌的发病率最低，但是其女性宫颈癌发病率最高；美国黑人前列腺癌发病率较其他任何人群要高，而且其前列腺癌的发生率比其他癌症的发病率都要高；美籍日本人胃癌的发病率特别高，而美籍华人的肝癌发病率最高。有些癌症可通过生活方式与文化产生关联，如美籍日本女性在美国生活得越久，对乳腺癌的易感性就越高。人们认为这种易感性的增加现象与饮食的改变密切相关。大多癌症与社会经济状况有关，社会经济状况越低，个体患癌症的危险性越高。

患某种癌症的可能性也会随着社会经济地位的改变而改变。对于低收入人群而言，患癌症的危险性更高，而且癌症的病程进展更快。很明显，社会经济状况对癌症高发生率和死亡率有明显的影响，但原因和机制还有待进一步的调查研究。例如：美国白人女性较黑人女性更有可能患乳腺癌，但是当美国黑人女性的社会经济地位提高以后，她们的乳腺癌发病率与同一阶层的白人女性相同。已婚人士，特别是已婚男性，较单身者更少患癌症，但已婚者更容易患前列腺癌或宫颈癌等与性别相关的癌症。

饮食因素也与癌症的发生和发展有关。慢性营养不良者以及高脂肪饮食、食用某些食物添加剂（如正硝酸盐）和饮酒者更容易患癌症。

通常认为，习惯久坐不动以及体重过重的女性，加上有进食高淀粉食物的习惯，那么她们就更易患胰腺癌。研究者们逐渐识别与确定了一些癌症的风险因素，并特别关注这些因素同时出现时对人的影响，以探讨这些因素间的某种关系对癌症的影响。

癌症的发生和发展受很多因素的影响，这些因素包括风险因素，如吸烟、饮酒、职业紧张、不合理膳食等，以及促使治疗延误和降低治疗依从性的因素。研究表明，存在一种癌症倾向性人格的固定模式，即这些人格特征表现为随遇而安、顺从，并会压抑那些可能影响和睦和感情融洽的情绪。

二、应激与癌症

（一）应激会引起癌症吗

有证据表明心理社会因素，包括应激、人格以及社会支持与某些癌症的发展存在一定的关系。其可能的机制是神经内分泌和免疫系统多方面的功能失调，从而导致恶性细胞的生长应激对自然杀伤细胞（NK 细胞）消灭肿瘤的能力有不利的影响。NK 细胞具有免疫监视和破坏肿瘤细胞及病毒感染细胞的功能，NK 细胞的活性对于某些癌症患者的存活率非常重要，特别是乳腺癌早期。

一些前瞻性的研究结果已经证明不可控的应激事件与癌症之间存在着关联，而且一旦肿瘤已经发生，应激在肿瘤的恶化进展中起着重要的作用。经历了重大的应激事件，如离婚、出轨、婚姻中的争吵、经济紧张，都可能增加女性患宫颈癌的可能性。

一种特殊的应激——缺少社会支持，可能会影响癌症的发生和发展。在童年时期缺乏亲密的家庭关系预示着某些癌症容易发生。除此之外，缺乏社会支持网络也与癌症的发生率增高及病程的快速进展有关。美国有一项关于癌症的发生、死亡和预后的长期研究发现：有社会性孤立的女性死于各种癌症的危险性明显增高。

抑郁可能单独或与其他风险因素一起加快癌症的进程。一种可能的机制是应激反应导致了机体生物学意义上的改变。而且，抑郁可能加剧了其他风险因素的作用。抑郁可能会提高神经内分泌的反应，如可的松及去甲肾上腺素水平增高，而癌症又可以通过抑郁引发的这种反应来影响免疫系统。研究证明，在吸烟人群中，抑郁可使其患吸烟相关性癌症的危险性增加 18.5 倍，患与吸烟不相关的癌症的危险性增加 2.9 倍。

除了抑郁以外，对自己处境的消极、心理痛苦及悲观情绪与癌症患者存活存在关联，因此，应强调早期诊断和干预的重要性，从而减弱心理痛苦及悲观情绪对癌症存活的影响。

（二）癌症的适应

超过 1/3 的癌症患者在诊断后能够存活 5 年以上，因此引起了很多长期的适应问题。

1. 躯体限制的应对

癌症对病人的躯体和心理都造成了巨大的损害。躯体上的痛苦常常源于癌症引起的失能和不适，特别是在疾病的进展期和终末期。疲劳是特别常见的衰弱症状。

癌症可引起免疫功能下降，这就增加了对其他疾病的易感性，包括呼吸道感染。这些持续存在的健康问题会降低生活的质量。由于疾病本身和治疗引起的疲乏也是癌症病人的主要问题之一。

2. 治疗相关的问题

有些癌症是通过手术进行治疗的，器官的切除可能引起一些体像方面的问题，如切除一侧乳腺或头颈部部分切除。由于女性的敏感性和对躯体形象的关注，治疗过程中必须考虑尽量减少病人外表形象的损坏，也需要考虑病人对整体感、躯体完整感和能够正常行使功能的感觉的要求，这会使对治疗的反应更加复杂。

在某些情况下，对躯体功能至关重要的器官必须用某种装置来替代。例如，尿道造瘘的病人必须安装一种能排汇尿液的辅助装置；喉部被切除的病人必须学会使用辅助说话装置。外科手术的副作用也是很常见的，如结肠造瘘术（用一种装置取代降结肠）会使患者失去对排便的控制；前列腺癌患者常常因为治疗而引起性功能障碍。

接受化疗的病人经常需要遭受令人虚弱的恶心、呕吐，甚至也可能在化疗开始之前就会出现预期性的恶心和呕吐。结果，在治疗结束很久以后，恶心、痛苦、呕吐等症状还将持续损害病人的生活质量。因此，当治疗方案对患者的生活质量有损害的时候，应该征求患者的意见，让患者知情并一起选择与决定治疗方案是很重要的。鼓励医患一起做治疗决定能够改善治疗中出现的不良状况。

这些躯体的问题常常可以引发心理适应问题，增加抑郁发生的可能性。研究结果显示，应激管理技术可能使者在放疗后处理更积极的心理状态。

3. 心理—社会支持与癌症

由于早期诊断技术和治疗方法的发展，许多癌症病人能够存活很长的时间，而且不再遭受疾病的痛苦。有些癌症病人可能出现复发，但仍可以高质量地生活 15～20 年。还有一些癌症患者长期与癌症共存，并知道自己最终将因为癌症而死亡。不过，以上都表明癌症现在已成为一种慢性疾病，患者面临着长期遭受心理调节问题的困扰。

很多癌症病人从他们的家庭和朋友那里得到了大量的情感支持，然而社会支持仍然是一个问题，情感支持是重要的，其理由是：它能改善患者对癌症的心理适应；它能帮助患者处理关于癌症的一些不利的想法与冗思；支持也可提高对癌症的免疫反应。对这些问题进行管理与干预能明显改善患者的生活质量。

对于癌症患者来说，有牢固的婚姻关系是十分重要的，因为婚姻可调适被诊断为癌症后的心理痛苦。不幸的是，在被诊断为癌症后，往往会导致婚姻关系的破裂。治疗能够直接影响性功能和心理感受，如对手术或化疗的恐惧、焦虑和抑郁也可间接影响性功能，常可引起性欲减退。性功能障碍在妇科癌症和前列腺癌症的患者中特别明显。如果伴侣对患者表现出非支持性的态度，这可能长期影响患者的生活质量。

4. 心理调节与治疗

确定和关注对癌症的心理痛苦反应是十分必要的事情，因为这不仅影响到生活质量，而且会直接关系到癌症患者是否能长期存活的问题。例如，癌症存活者的可的松水平升高，在对癌症的相继治疗的应激反应中，其肾上腺轴发生改变。这可能是由于恐惧复发、癌症本身及与治疗有关的应激事件，或者多方共同作用所致。反过来，这些激素又对免疫功能有着调节效应，进而影响到癌症的复发。

患癌症或因治疗引起慢性不适的患者可能会面临职业生涯的中断。而且，躯体外型的改变、社会活动和娱乐活动的终止也可引起社会适应困难。

对于癌症患者来说，现在有理由更加乐观。许多患有活动性恶性肿瘤的患者能积极、满意、不受限制地生存很长时间。被诊断为癌症后的世界末日感已不再普遍，对于癌症者的歧视也大大地减少了。尽管如此，针对癌症相关的多种问题的应对和干预是有必要的，这些问题包括躯体残疾、家庭与婚姻破裂、性功能问题、自尊问题、娱乐活动的终止以及心理上的困扰。

采用社会支持、积极关注和远离应对策略的癌症病人情绪困扰比较少，乐观的患者心理困扰也比较少，而采用回避应对策略的患者会经历更多的心理困扰，且身体健康状况更糟。当患者的配偶采用回避策略来应对患者的疾病时，病人内心是十分痛苦的。

三、应激管理干预

（一）行为干预

处理癌症相关问题的行为认知干预主要集中在抑郁、应激、疲乏、疼痛、食欲控制和化疗、放疗及其他治疗引起的副作用上。直接针对这些问题的干预能提高患者的生活质量。在一项对首次诊断为乳腺癌的女性进行认知行为应激管理干预的研究中，干预成功地减少了抑郁的发生，并增加了她们去发现患病经历的意义的能力。这一干预还降低了这些女性的皮质醇水平，这对她们的疾病发展可能有积极的影响。

正念减压干预也被应用于癌症病人中。例如，在一个对乳腺癌和前列腺癌患者的研究中，采用正念干预的方法，通过放松、冥想、瑜伽的方式来激发患者的心智，并且在日常生活中进行练习。这一干预不仅提高患者的生活质量，减轻了应激症状，也促进了患者从与抑郁症状相关的免疫功能状态转变到了更加正常的状态。

运动作为常规的干预方法也用于以提高癌症患者的生活质量。躯体运动对癌症病人的生活质量有着积极的影响，包括对躯体功能和情感健康的影响。

疼痛是癌症病人普遍需要面对的问题，而且常常会引发焦虑和抑郁，加重疾病的严重性。虽然止痛药依然是治疗癌痛的基本方法，现在已有越来越多的行为干预用于控制疼痛，如放松治疗、催眠、认知再评估技巧、视觉想象和自我催眠对于应对癌症疼痛都有一定的作用。即使在被诊断为癌症以后，仍有 1/3 的人继续吸烟，因此，有必要对他们进行干预以帮助戒烟。

（二）心理干预

心理干预，包括个体心理治疗性干预、团体治疗、家庭治疗以及癌症支持团体，这些治疗都试图满足癌症病人的心理社会需要和相关信息的需要。

（1）被诊断为癌症后，寻求个体心理治疗的病人最可能出现如下问题：

①明显的焦虑、抑郁和自杀念头；

②由于疾病及治疗所致的中枢神经系统功能失调，如注意力无法集中；

③由于癌症本身、癌症管理引起的特殊问题；

④先前存在的心理问题由于癌症而加重。

针对癌症病人的个体心理治疗主要是遵循危机干预原则，而不是系统心理治疗模式。那就是说，心理治疗师主要集中在癌症病人面临的特殊问题上，而不是对病人的心理进行全面、探察性、长期的心理分析。个体心理治疗中最普遍的问题是：对复发、疼痛和死亡的恐惧；对手术中失去器官的恐惧；重要的活动受到妨碍；现实生活中的困难，如职业歧视及社会交往的障碍以及与家庭交流的困难。

当癌症病人临近死亡的时候，常常会出现心理痛苦的高峰，因此，在这个时候进行心理干预是特别重要的。心理治疗性干预最好着重于帮助癌症病人利用和建立个人资源（如乐观的态度和良好的行为习惯）以及社会资源（如社会支持）。这些心理资源对患者长期保持精神和躯体功能是十分重要的。

（2）癌症几乎总会影响到患者家庭中的其他成员，把家庭成员纳入到治疗中是很重要的，因为家庭成员既可以帮助也可以阻碍癌症患者对疾病的适应。

癌症病人最希望从家庭成员中得到情感的支持，这能促进患者的心理调节功能。然而，并非所有的家庭都能够自由的交流，并非家庭成员或者朋友所提供的支持都是患者所希望的。当家庭提供的社会支持是患者不想要的时候，患者的心理痛苦也会增加。尤其是当病人的生活质量受到损害的时候，他们会经历心理上的痛苦，而这种痛苦可能会影响到婚姻关系，导致其配偶也会痛苦。癌症的痛苦可能是家庭其他成员难以忍受的，实际上，这又会使得患者失去来自家庭的支持。因此，家庭治疗给家庭成员提供了一个分担他们的问题和困难的机会。

（3）群体干预。群体干预其实也是心理干预的一种有效方法，能为癌症病人提供一些有用的信息和咨询。这项干预方法是以群体为单位，为患者提供心理咨询和教育信息，在前列腺癌患者和乳腺癌患者群体进行了尝试，取得了良好的效果。在干预开始时，出现低自我效能和高水平抑郁的癌症患者从干预中获益最大。

很多癌症病人还会参加为他们分担情感焦虑的自助团体。虽然目前只有少部分癌症病人参与了自助团体，但对于许多尝试参与的人来说还是有利的。总的来说，社会支持团体对那些问题多和缺乏支持或者人际资源较少的女性来说最有帮助，而对于那些已经获得了足够支持的人来说，收效甚微。这样的团体确实是有效的，原因之一可能在于自助模式给病人提供了很多潜在的应对技巧，从这些应对技巧中，他们可以整理出适合自己风格及问题的应对技巧。与患同样疾病且适应良好的病人在一起，可以满足病人对信息和情感支持的需要。现在，病人还可以通过互联网来获得来自于其他癌症病人的社会支持。

社会支持干预对健康也有着一些意料之外的好处。尤其是对于某些群体来说，社会支持干预实际上能延长他们的生命。例如，把乳腺癌转移病人随机分配入团体支持干预组和非干预组中，进行每周一次的干预，结果发现，干预组患者的平均存活时间比非干预组患者延长了 18 个月。在控制了疾病的其他各种因素以后，研究者发现干预的确是有效的。干预之所以成功，或是因为它帮助病人更好地控制了疼痛、减轻了抑郁。这两种效果都可以增强病人对癌症的免疫反应。

除以上干预方式之外，发展一些适合于不同文化需要的干预和研究，以此确定和满足不同群体的需要十分有必要的。

（三）案例

以乳腺癌病人为例，自我管理和干预可以促使她们康复并回归工作岗位。

乳腺癌患者往往可以存活若干年，如果实施良好的自我管理和干预可以存活更长时间。因此促使她们解除心理压力、回归工作岗位是提高她们生命质量的必要途径。

首次诊断乳腺癌的女性往往要经过较长时间的内心挣扎与痛苦经历，同事与领导的支持是十分重要的。针对女性工作场所，个体行为以及社会文化因素进行综合评估。增加社会支持，减少致病因素，可有效控制病情发展。

同时，工作带来的自我认同感和满足感，使得患者不会过多地关注自身疾病，分散注意力，融入社会，恢复正常生活秩序。

第七章　正视女职工特殊健康需求与劳动禁忌

第一节　性别的社会属性与生物学差异

一、职业隔离所致性别差异

职业隔离（job segregation）是导致职业危害接触及其所致事故和所罹患疾病性别差异的主要影响因素之一。从职业分布和社会等来看，男女明显地分隔于不同的作业部门和职位。例如，男工多工作于建筑、机械、矿山等行业；女工多半工作于卫生、纺织、电子、服装、服务性行业等。另外，女性负担更多家务，肩负"双重负担"，如将带薪与不带薪工作加在一起，则女性比男性工作时间更长，造成女工更易产生与工作有关的紧张。而男工则更易涉及工伤及物理因素（如噪声）所致危害。由于研究工作及发表文章多偏重于男工传统工业的职业安全与健康问题，易于识别、备受关注。而女工的职业安全与健康问题或混杂于男工之中，鲜有单列讨论性别差异，被披露机会远低于男工。这是职业卫生研究中的性别偏倚或"歧视"（表7-1）。

表7-1　若干女性隔离职业的危害因素及其对健康影响

危害/ 健康结局	较多接触 或累及性别	备注
上肢劳损	女工	多发生于从事某些高度重复性操作，看似"轻松"但难以"自控"的流水线作业和数据输入员
职业紧张	女工	男女工都有较高发病率，但女工所遇应激原更多，包括性骚扰、性别歧视、低层次和缺乏自主性工作、有情感要求工作、家务劳动等
工作场所暴力	女工	女工有机会接触社会各阶层人物，易遭骚扰或暴力袭击
哮喘与过敏	女工	接触清洁剂、消毒剂和粉尘的纺织和服装制造业女工，以及使用乳胶手套的医护人员
皮肤病	女工	接触清洁剂的餐厅、洗衣房、理发店女工等
传染病	女工	医护和幼护工作者
不适宜的工作和个人防护用品（PPE）	女工	例如，防护服或PPE多按某"平均男工"（average-man）体形设计，常给女工带来不便或麻烦

二、生理学差异

性别差异的主要特征为：女性具有月经、妊娠、分娩、授乳等特殊的生理机能；女性的生殖细胞从出生时就已经存在于卵巢内，到生育期要经历数十年，如果这期间接触某些特定的有毒物质，可以导致生殖细胞的变异；毒物以及某些职业危害因素通过破坏女性的内分泌系统，导致激素水平紊乱而影响生殖健康。

环境和职业性生殖危害对男、女性都有影响，但也存在差异。例如，电离辐射，可损害两性的生殖细胞。当然，也有一些生殖危害因素，主要影响男性生殖健康。例如物理因素中的高温作业、化学因素中的杀线虫剂二溴氯丙烷（DBCP），环境内分泌干扰物（EDs）中多种化学物等。但由于解剖结构和特殊生理周期不同，总体来说，女性生殖系统更敏感、受害周期更长。所以，理应更多关注女性生殖健康。例如，女性的特殊生理周期——月经期、妊娠期、哺乳期和经绝期，对某些毒物的毒效应有明显影响。最具有典型意义的案例是镉中毒所致"痛痛病"，它是与经绝期密切相关的骨质疏松症、骨软化症和镉肾脏损害的综合表现，女性是"高危人群"。

三、毒理学效应差异

尽管一般情况下，性别在毒物代谢动力学上差别不大，但有研究指出，对某些毒物的毒效应，存在性别差异。研究较多的是某些金属和有机溶剂：①金属：除镉外，女性对铅、锂等金属毒物较易感。例如，女性对铅诱发红细胞系生化改变的易感性约为男性的1.3～1.5倍，同样血铅水平下，红细胞游离原卟啉（FEP）、锌原卟啉（ZPP），以及经尿排出的 δ－氨基－γ－酮戊酸（ALA-U）均较男性为高。②有机溶剂：女性对苯和其他挥发性化学物（VOCs）的血气分配系数较高，更易通过肺泡弥散到血液循环，加剧毒效应过程。另外，女性脂肪组织多，对脂溶性毒物更有亲和力，苯在女性体内储留时间较男性长25%，可增加苯在体内的代谢和毒效应机会等。

四、社会—心理易感性差异

近年，社会—心理学的性别差异，备受关注。女性不仅对作业场所的应激更敏感，而且对心理困惑比男性更易感，因而更易罹患心理方面的障碍，表现为更多的焦虑、抑郁和睡眠障碍等。

医务工作者的调查研究发现：女性的健康状况（包括躯体与心理）与"付出—奖赏失衡"关系更密切，因为她们常处于较低职称、较低报酬的劣势地位，对"付出—奖赏失衡"有更多压力感（见图7-1）。

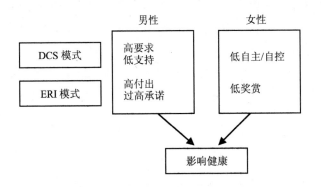

图 7-1　不利的心理社会因素对男女职工健康影响的比较

　　多数研究提示女性在职场所遇到的职业紧张源比男性多，包括：①多重角色负担；②资历提升机会少；③歧视与偏见等，使女性处于不平等竞争的劣势地位。国际间的研究结果似乎都从不同侧面"佐证"和"解释"了同一命题：女职工所面临的"社会心理"挑战更严峻，所受到的生理—心理健康影响问题更突出。

第二节　科学对待女工保健的特殊需求

一、实施"社会性别主流化"策略，消除职业健康和安全的性别歧视

　　国际劳工组织（ILO）遵循三方机制原则，与政府、工人和雇主密切合作，为实施"社会性别主流化"策略，与我国的三方成员以及妇联开展了性别平等系列主题活动，如《女职工劳动保护条例》修订草案、生育保险、"平衡工作与家庭"政策等研讨会。主要目的就是完善政策法规，通过社会性别平等主流化活动，使社会性别平等成为经济和社会发展政策的核心，并采取有效的政策措施逐步消

除就业的歧视问题，真正实现人人享有体面劳动。ILO 的相关公约和建议书中强调男女就业机会均等和待遇平等，强调女性和男性应受到同等的保护和待遇。提出针对女性的特殊生理特征，各国应根据不同的发展水平为女性提供生育保护，确保她们和她们的子女健康和安全，保证孕期和哺乳期的女性远离危险作业，保证女职工享有产假、福利和卫生保健。

　　我国的《工会法》也规定，工会的基本职责是代表和维护职工的合法权益。各级工会依法维护劳动者的合法权益，对用人单位遵守劳动法律、法规的情况进行监督，这是推动雇主"诚信经营、履行企业社会责任"、监督执法部门"恪尽职守、依法监督"的重要保证。只有如此，才能真正实现体面的劳动、有尊严的生活。因此，我们应当理性地回归行之有效的女工保健的特殊法律保障。

二、理性回归行之有效法律保障

　　20 世纪 80 年代以来，我国对女工就实施了除与男工同等的劳动保护外，还辅以女性职工特殊需求的劳动卫生与安全保护，先后修订颁布了一系列女工保健特殊需求的法律规范，例如，①《女职工劳动保护规定》（国务院，1988），推动和促进了企事业单位女职工的经期、孕期、产期和哺乳期的"四期"保健；②《女职工禁忌劳动范围的规定》（劳动部，1990），规定了：女职工禁忌从事的劳动范围以及月经期间、已婚待孕女职工、怀孕女职工和乳母禁忌从事的劳动范围；③《女职工保健工作规定》（卫生部，1993），规定了月经期、婚前、孕前、孕期、产后、哺乳期的保健措施；④《中华人民共和国女性权益保障法》（2010 年修订）等。总体说来，我国并不缺乏针对性别差异所需求的有关法律、法规。

　　但随着劳动力结构的变化、就业方式的多元化、流动女工大量涌入城镇劳动力市场，逐渐出现了这样的问题，即以往为对女工所提供的全面保护措施是否会助长社会上对这一群体的偏见，抬高就业门槛，从而限制了她们合法就业的机会。因此，传统的"受保护"

的概念近年来常受到质疑。有些缺乏社会责任意识的"无良企业"也乘机剥夺女工的合法权益，使多数女流动女工的生存环境和劳动条件处于十分艰难的境地。女工"四期"保护难以落实，有的企业连续几年未给女职工做妇科病、乳腺病检查，女职工的围产期检查、分娩接生、手术住院等医药费用也未能全额报销。有的企业为了降低劳动成本，不愿承担女性为生育所必须投入的医疗保险费用，不落实产假待遇。所以，还要强调"正视性别生物学差异，理性回归女工保健特殊需求的权益保护"，重提并落实曾经行之有效的女工保健特殊需求的法律规范，依法保护女职工的合法权益。

三、加强职业流行病学研究，提供女工保健的循证医学依据

2008 年以来，中国疾病预防控制中心职业卫生所项目组调查了流动女工近 13 000 人，涉及电子、制药、纺织、石油化工等多种行业，可认为是流动女工职业健康现况的"基线调查"，是应对新时期女性劳动卫生学发展"历史航程"的重要起步，值得"认真总结、扬长避短，克服不足、以利再战"。

职业流行病学调查的主旨是，研究职业性有害因素对接触人群健康结局的因果联系程度及影响因素。职业流行病学意义上的"横断面研究"或称职业卫生学现况调查的构成要素是：①危害因素识别及接触程度评估，包括确认危害因素性质、接触方式和接触程度评估（强度、频度和时间长度），以及防护措施等，即所谓因果联系中的"自变量"；②健康结局评估，包括疾病及有关健康指标的改变，即所谓"应变量"。在控制有关因素的影响后，客观评价作业环境因素与健康的关联度，以估测其对接触人群的健康风险，以冀为今后的纵断面研究建立基线数据库，并为危害控制提供依据。职业危害的识别与接触评估是职业流行病学研究的"核心组分"，有待认真总结、大力加强，为理性回归女工保健的特殊需求，提供循证医学的可靠依据。

第三节 《女职工禁忌劳动范围》解读

　　女性是我国劳动力资源的重要组成部分，女职工的劳动保护不仅影响女性自身的身心健康，而且可能影响到胎儿、婴幼儿的生长发育，继而影响劳动力资源的可持续发展。

　　2012年4月，《女职工劳动保护特别规定》（见附录一）得以修订颁布，《女职工禁忌劳动范围》也进行了相应的修订，作为附录列示。《女职工禁忌劳动范围》的宗旨是保护女职工免受职业病危害，尤其是保护女性特殊时期的健康，保证劳动力资源的可持续发展。《女职工禁忌劳动范围》的规定建立在我国国情的基础上，依据我国有关法律法规，充分考虑我国女职工的生理心理特点、我国经济社会发展水平、企业用工制度与社会保障方面等情况，权衡女性平等就业与健康保护的关系。《女职工禁忌劳动范围》作为附录列示，考虑到随着经济文化生活和社会生产环境的变化（用工制度、生产条件、技术改良等），需要进行与时俱进的调整。

　　新时期的女职工劳动保护重点在于保护女职工本人免受特殊的职业危害，预防职业病及职业相关疾病的发生与发展，同样重要的是保护她们的下一代身心健康。因此重点保护女职工的特殊生理时期，减少一般时期的保护性劳动限制。其主导思想是强调通过改善劳动环境、加强劳动保护、提高女职工自身素质来主动保护女职工健康。

　　用人单位应当自觉履行企业的社会责任与法律责任，尤其是存在职业病危害因素的工业企业，要贯彻落实《职业病防治法》《劳动法》《职业安全法》《女性权益保障法》和《女职工劳动保护特别规定》等法律法规。在组织生产劳动过程中，应当加强对女职工的劳动保护，不得安排女职工从事禁忌劳动。应将本单位存在职业病危害的岗位书面告知女职工，尊重女职工自身的就业选择。加强对女职工进行劳动安全卫生知识培训，让女职工学会辨识工作环境的职业危害因素，发现工作环境存不安全或不健康因素时，主动要求雇主改善工作条件或更换工作岗位，减少危险。用人单位还应依法开展职业卫生监测和职业健康监护，确保工作岗位有害因素浓度或强度控制在国家职业卫生标准允许的范围内，确保每一位接触职业危害因素的职工得到职业健康监护。同时，改善就业环境、创造良好的工作条件是保护女职工健康的根本，用人单位应当采取措施改善劳动安全卫生条件，为女性提供更多的就业机会。

随着社会经济的不断发展、社会文明程度和女性素质的提高，工作制度更加人性化，女性禁忌从事的劳动范围也将逐步减少，无论男女、残疾人都能公平享有健康安全的就业机会与权利。

一、女职工禁忌从事的劳动范围

（一）矿山井下作业

[解读] 本款所称的"矿山井下作业"是指包含煤矿、非煤矿山，各类矿山野外露天采矿（如露天煤矿、铁矿开采）、井下（地下）采矿、开凿隧道、修地铁、地下工程建筑等作业。

应当禁忌的是工作环境差、安全健康隐患多的矿坑内及重体力劳动等作业。从事管理岗位、卫生及社会服务、职业培训或其他非体力劳动的女性需要进入矿山井下时，应当得到职业健康安全部门的许可、并做好有效防护。

《ILO（女性）井下作业公约（第45号）》（1935年）规定：任何女性，不论其年龄如何，一概不得受雇从事矿山井下作业。但同时指出，国家法律或条例可规定下列人员不受限制：任管理职务，而非从事体力劳动的女性；从事社会及卫生服务工作的女性；学习期间被允许在矿山井下接受职业培训的女性；偶然进入矿山井下，从事非体力劳动的任何其他女性。

我国采矿业正处于逐步规范进程中，许多小型煤矿、非煤矿山以及各类矿山野外露天采矿、井下采矿、开凿隧道、修地铁、地下工程建筑等，作业环境条件差、职业健康安全管理不规范，存在多种影响安全健康的因素，如重体力劳动、长时间不良体位、接触某些化学毒物等，对作业人员带来严重的健康风险。因此，禁忌女工从事矿山井下作业是为了保护女工健康权益。

（二）体力劳动强度分级标准中规定的第四级体力劳动强度的作业

[解读]我国《体力劳动强度分级》（GB 3869—1997）将体力劳动强度分为四级。其方法是按能量代谢率与劳动时间率计算劳动强度指数，按劳动强度指数分别为≤15、16～25、21～25、≥25，依次将体力劳动强度分为一级（轻）、二级（中）、三级（重）、四级（很重），级别越高表示体力劳动强度越大。

体力劳动强度是指体力劳动的紧张程度，也就是指同一时间内劳动力消耗的程度。能量代谢率是指某工种劳动日内各类活动和休息的能量消耗的平均值。劳动时间率是指工作日内纯劳动时间与工作日总时间的比。为了反映相同体力强度引起男女性别不同所致的不同生理反应，计算体力劳动强度指数时，引用体力劳动性别系数，一般男性系数为1，女性系数为1.3。

四级劳动强度的劳动是"很重"强度的劳动，女性长期从事很重强度的劳动，对女性生理机能会产生不良影响，主要表现为以下几个方面：①月经失调较为多见，可出现痛经、月经过多、月经不规则、闭经等；②由于腹压增加使子宫和阴道等器官被压向下，出现短时间的子宫下垂，经过休息后可以恢复；但如果长期持续从事重体力劳动，可使子宫倒后和轻度的子宫脱落；③对于未成年的女性，长期从事重体力的劳动，可影响骨盆的正常发育，造成骨盆狭窄或扁平骨盆；④孕妇从事重体力劳动，有发生自然流产或早产的危险。

随着科学技术的不断进步，重体力劳动岗位可以通过改进劳动方式、采用先进工艺得到有效改善。

（三）每小时负重 6 次以上、每次负重超过 20 kg 的作业，或者间断负重、每次负重超过 25 kg 的作业

[解读] 国家《体力搬运重量限值》（GB 12330—2004-10-14）规定，从事体力装卸、搬运工作，由于性别不同、负荷方式不同，对搬运负荷量的标准均有相应的限值标准。在搬、扛、推/拉三种负重方式的情况下，女性单次负重相应限值依次为 10 kg、20 kg、200 kg。

女工过度负重可引起腹压、盆腔压力增高，引起子宫后倾，子宫下垂，月经失调，痛经；长时间、过度负重可以导致子宫脱垂；未成年人与青春期少女由于身体发育尚未成熟，过度负重会增加髋骨压力，影响生长发育，易造成骨盆狭窄，影响其成年后生育能力。

此条沿袭了 1988 年《女职工劳动保护条例》的条文，主要考虑目前我国女性子宫下垂发病率及其相关的妇科疾病发生率仍然较高，同时目前尚没有修改此条款的科学证据，需要今后加以研究与论证。

二、女职工在经期禁忌从事的劳动范围

[解读] 月经是在下丘脑—垂体—卵巢轴的神经与内分泌的调节作用下发生的子宫内膜的周期性生理变化。在月经期间女性的末梢血液循环受影响，基础代谢降低，卵巢功能、子宫血液循环均会发生明显变化，女性表现为容易疲劳、腰酸背疼、腹痛、肢体怕冷等，机体抵抗力下降。另外，女性在月经期间对某些职业性有害因素的反应比较敏感。长时间冷水、低温作业和强体力劳动可引起内分泌失调，性激素分泌减少，导致月经不规则、经量不稳定、痛经、闭经、不孕或者乳腺增生等，因此在经期进行适当的保护，有利于保护女性机体健康与激素平衡。

与男性相比，女性本身的基础代谢较低，单位体表面积的产热量也较低，体温调节机能较差。另外，女性的总血量每千克体重只有 67.2 ml，女性的红细胞及血红蛋白含量也相对较低，血液输送氧

能力也比较差。因此在低温下女性需要特殊保护。

（一）冷水作业分级标准中规定的第二级、第三级、第四级冷水作业

[解读] 国家《冷水作业分级》（GB/T 14439—1993）规定，作业人员接触冷水（属于身体局部受冷作业）温度等于或小于 12℃的作业，称为冷水作业。女工常见的冷水作业有冷冻冷藏作业、销售冷冻食品等。

冷水作业分级按操作人员实际接触的冷水温度和冷水作业时间率将冷水作业分为四级，级别越高表示冷强度越大。

冷水作业时间率是指在工作日内操作人员实际接触冷水作业的时间占工作日总时间的百分率：

冷水作业时间率（%）=冷水作业时间（min）/工作日总时间（min）×100

冷水温度测量方法与要求：长年从事冷水作业的工种，应以最冷季节测量值为分级依据；季节性接触冷水作业的工种，应以季节内最冷月测量值为分级依据；

同一测量点一个工作日应测定 4 次，即开始工作后第 1、3、5、7 小时，连测 2～3 天，取平均值表示该点温度；测量水温时应同时测量生产环境空气温度。

水的导热系数比空气大 20 多倍。同温度条件下，水接触较空气接触时的体热损失快，肢体容易受冷。女职工在月经期身体对寒冷反应较敏感，尤其是肢体末梢对寒冷的耐受力下降，感觉末梢有冷痛感或反射性引起全身冷感。冷水作业主要易引起肢体末梢血管收缩，血液循环减少，致使关节部位、腹部受冷、子宫收缩，引起关节疼痛、手局部发生冻疮、女性月经不调、痛经、白带增多等妇科疾病。所以当月经期女性接触冷水作业时，应当加强冷防护措施。

（二）低温作业分级标准中规定的第二级、第三级、第四级低温作业

[解读] 国家《低温作业分级》（GB/T 14440—1993）规定，工作环境平均气温等于或低于5℃的作业，即属于低温作业。例如各类冷冻冷藏作业、寒冷季节野外（户外）作业等属于全身性受冷的作业。

低温作业分级是指按工作地点的温度和低温作业时间率，将低温作业分为四级，级别越高冷强度越大（见表 7-2）。低温作业时间率是指一个劳动日在低温环境中净劳动时间占工作日总时间的百分率。低温作业时间率的计算方法：同一工种随机选择受测工人三名，并跟班记录一个劳动日实际低温作业时间，连续记录三天，取其平均值计算低温作业时间率：

$$低温作业时间率（\%）=\frac{低温作业时间(min)}{工作日总时间(min)}\times 100$$

表 7-2　低温作业分级

低温作业时间率/%	温度范围/℃					
	≤5～0	<0～-5	<-5～-10	<-10～-15	<-15～-20	<-20
≤25	I	I	I	II	II	III
>25～50	I	I	II	II	III	III
>50～75	I	II	II	III	III	IV
≥75	II	II	III	III	IV	IV

由于女性本身物理的体温调节机能差，月经期间不能从事低温作业，否则可引起子宫淤血或发生痛经等。

（三）体力劳动强度分级标准中规定的第三级、第四级体力劳动强度的作业

[解读] 月经期，由于子宫内膜脱落后使子宫腔形成伤面，需要

一个修复过程，在此期间，女性的身体抵抗力比较差，不宜参加剧烈的运动和重体力劳动，以免引起经血过多，月经期延长，损害身体健康。而第三级和第四级体力劳动强度相当于重强度的体力劳动，月经期间应避免。

同时，由于不同女性体质差异很大，月经期的保护因人而异，以女性自身主动保护为主。

（四）高处作业分级标准中规定的第三级、第四级高处作业

[解读] 国家《高处作业分级标准》（GB/T 3608—2008）规定，高处作业是指在距坠落高度基准面 2 m 或 2 m 以上有可能坠落的高处进行的作业。高处作业多见于建筑、桥梁等施工等行业。

作业高度是指作业区各作业位置至相应坠落高度基准面的垂直距离中的最大者。高处作业分四段：2～5 m、5 m 以上至 15 m、15 m 以上至 30 m 及 30 m 以上。

直接引起坠落的客观因素共有 11 种：如风力大于五级；高温作业二级及以上；低温作业；冷水作业；作业场地有冰、雪、霜、水、油等易滑物；作业场所光线不足，能见度差；作业场所周围有危险电压带电体；摆动，立足处不是平面或平面太小，作业者无法维持正常姿态；体力劳动强度三级或三级以上；存在有毒气体或空气中含氧量低于 0.195；可能引起灾害事故的作业环境和抢救突然发生的各种灾害事故。

女性月经期间从事高处作业时，不仅由于身体原因导致诸多不便，而且容易受以上因素的影响而发生危险。

三、女职工在孕期禁忌从事的劳动范围

[解读] 孕妇在工作场所接触某些职业危害因素，可能导致胎儿发育异常、死胎、早产、自然流产率增高的危险，因此孕期是需要重点保护的时期，避免孕妇接触职业危害因素是《女职工禁忌劳动

范围》的重要内容。

2000 年修订的 ILO 保护生育公约（183 号公约）认为保护生育不应成为就业歧视的理由，但也提到"属于对女性和儿童有公认的或重大危险的工作"除外。1979 年联合国大会通过的《消除对女性一切形式歧视公约》强调女性在享有相同就业机会的权利的同时，也享有在工作条件中享有健康和安全保障，包括保障生育机能的权利。

也就是说，女性不仅享有就业平等的权利，也享有健康安全的权利，当两者发生矛盾时，应当充分尊重女性自身的选择。作为企业在女性就业安置时，应当充分考虑到工作岗位对女性健康（尤其是生育）带来的不良影响，避免职业危害因素对女性造成特殊的健康损害。

（一）作业场所空气中铅及其化合物、汞及其化合物、苯、镉、铍、砷、氰化物、氮氧化物、一氧化碳、二硫化碳、氯、己内酰胺、氯丁二烯、氯乙烯、环氧乙烷、苯胺、甲醛等有毒物质浓度超过国家职业卫生标准的作业

[解读] 本条沿袭了 1990 年颁布的《女职工禁忌劳动范围》，所列举的毒物都是经过国内外研究证实对女性生殖健康有特异性损害的有毒化学物，随着新化学物的不断引进与使用，新的毒物逐渐引起了研究者的关注，本条未列举的对女性有特异性损害的毒物在条款中以"等有毒物质"表示，具体参照国家其他法律法规的规定。

有毒有害物质可以通过胎盘血液进入胎儿体内，影响胎儿生长发育。所以女工在待孕、怀孕期间应禁忌接触有毒化学物质。

毒物的毒性指标主要是指毒物引起机体损害的能力，一般来讲毒物的致死剂量越小，毒性越大，这与毒物的理化性质等有关。毒物对人体的危害主要包括局部刺激反应、中毒反应、过敏反应、非特异性反应、致畸、致突变、致癌。常见的毒物主要来源于工业生产过程，包括生产原料、辅助剂、中间体、成品、副产品、杂质和废弃物处理等作业环节。

（1）卫生部于 2003 年发布了《高毒物品目录》，在目录中共列

举了 54 种高毒物品，如甲基苯胺、异丙基苯胺、氨、苯、苯胺、丙烯酰胺、丙烯腈、对硝基苯胺、对硝基氯苯/二硝基氯苯、二苯胺、二甲基苯胺、二硫化碳、二氯代乙炔、二硝基苯、二硝基（甲）苯、二氧化氮、氟化氢、镉、汞、铅、锰、砷、铊、甲醛、氰化物、一氧化碳等。

（2）国家《有毒作业分级》（GB/T 12331—1990）规定：职工在存在生产性毒物的工作地点从事生产或劳动的作业，按毒物危害程度级别、有毒作业劳动时间、毒物浓度超标倍数三项指标计算有毒作业分级指数，指数越大有毒作业级别越高，共分为四级。一级（指数 0～6，为轻度危害）、二级（指数 6～24，为中度危害）、三级（指数 24～96，为高度危害）、四级（指数＞96，极度危害）。

（3）按照国家《职业性接触毒物危害程度分级》（GB 5400—85）规定，对常见的不同种类毒物的危害程度分级，按其危害程度从高到低共分四类四级，各级毒物的种类：

一级（极度危害）化学毒物：苯、汞及其化合物、砷及其化合物、氯乙烯、铬酸盐、重铬酸盐、黄磷、铍及其化合物、对硫磷、羰基镍、氰化物、八氟异丁烯、氯甲醚、锰及其化合物等。

二级（高度危害）化学毒物：三硝基甲苯、铅及其化合物、二硫化碳、氯丙烯腈、四氯化碳、硫化氢、甲醛、苯胺、氟化氢、氯乙烯、五氯酚及其钠盐、敌百虫、镉及其化合物、钒及其化合物、溴甲烷、硫酸二甲酯、金属镍、环氧氯丙烷、甲苯二异氰酸酯、砷化氢、敌敌畏、光气、氯丁二烯、一氧化碳、硝基苯等。

三级（中毒危害）化学毒物：苯乙烯、甲醇、硝酸、硫酸、盐酸、甲苯、二甲苯、三氯乙烯、苯酚、二甲基甲酰胺、六氟丙烯、氮氧化物等。

四级（轻度危害）化学毒物：溶剂汽油、丙酮、氢氧化钠、四氟乙烯、氨等。

（4）条文中列举的常见毒物示例：

铅是一种重金属毒物，可以导致人体多系统、多脏器的损害，急性中毒可导致红细胞膜破裂引起溶血，慢性中毒可影响血卟啉代谢，血红蛋白合成减少；还可以导致中毒性周围神经病，严重的可导致中毒性脑病；铅还可以导致肝功能损坏、肾功能不全等。铅还可以导致女性内分泌紊乱、激素水平失调，男性精子活动度减小或畸形，不育率增高；孕妇接触铅及其化合物会导致胎儿发育迟缓，出现低出生体重儿，胎儿围产期死亡，流产及畸胎等。

苯是一种有特殊芳香味的无色液体，易挥发，可经呼吸道吸入或皮肤吸收进入人体。苯经皮肤接触短时间容许浓度为 $10mg/m^3$，在制鞋、箱包、橡胶、医药等行业中应用较多。短时间接触高浓度的苯可出现苯中毒，表现为中枢神经系统症状，可因呼吸循环衰竭而致死亡；长时间低浓度接触者可出现神经衰弱综合征，自主神经功能紊乱等，可损害造血系统，导致白血病。女性接触苯可导致月经紊乱，经期延长，月经量过多。

孕妇接触苯及其苯系化合物可能会导致孕妇本身循环系统和神经系统多功能的损害，还可以导致胎儿发育迟缓，出现低出生体重儿、死胎、自然流产等，可能还会导致儿童患白血病的危险性增高。

（二）从事抗癌药物、己烯雌酚生产，接触麻醉剂气体等的作业

[解读] 孕妇从事接触抗癌药物生产可能导致自然流产率增高的危险。现在国际上已经公认己烯雌酚是人类经胎盘的致癌原，容易导致儿童患癌。最常见的麻醉剂气体有甲醚、乙醚，职业接触多见于使用乙醚的实验室人员、医院手术麻醉室医护人员等。吸入高浓度麻醉剂气体可出现麻醉反应；长期接触较低浓度的麻醉剂气体，可出现头痛、头晕、疲倦、嗜睡、食欲减退、恶心、呕吐、便秘、食欲不振、血液红细胞增多、蛋白尿等；孕妇接触麻醉剂气体影响胎儿健康发育，可导致自然流产率增高。

（三）非密封源放射性物质的操作，核事故与放射事故的应急处置

[解读] 接触放射性物质易导致放射性疾病，如放射效应、辐射

损伤、白血病、骨肿瘤、肝癌等。另外，核辐射可引起生殖细胞损伤或遗传基因突变，影响胚胎与子代健康发育。染色体畸变还可导致儿童先天畸形、流产、死产、不育等。

非密封源放射性物质的操作在工业生产方面主要见于核能、核燃料生产使用与回收；在医药卫生方面主要见于核医学研究、放射性同位素治疗与科学实验室放射性同位素（如碳14）的使用；在农业方面诸如采用同位素示踪技术等。

电离辐射对男性和女性的生殖系统都可以造成损害。发育中的胚胎或胎儿对电离辐射高度敏感，孕妇如果受电离辐射照射，主要可以显著影响胎儿和新生儿的健康。受精早期接触电离辐射可致受精卵或胚胎死亡；受精后第3~8周可致胎儿畸形、白内障和生长缓慢；妊娠第8~25周影响中枢神经系统发育，可致新生儿神经系统发育迟缓和严重的智力障碍。

核事故与放射事故现场接触核与放射物质的可能性极大，同时还存在职业紧张及不明原因的危害因素，给孕妇和胎儿带来极大的危险性。因此，孕妇禁忌从事核事故与放射性事故处理工作。

国际放射防护委员会（ICRP）建议，女性孕期过程中对下腹部照射应不超过 2 mSv，并限制放射性核素的摄入量，约控制在 1/20 年摄入量限值以下。

（四）（五）（六）（九）高处作业、高温作业、低温作业、体力劳动参照经期禁忌作业

（七）高温作业分级标准中规定的第三级、第四级的作业

[解读] 国家《高温作业分级》（GB/T 4200—2008）规定，高温作业是指在生产劳动过程中，工作地点平均 WBGT 指数等于或大于 25℃的作业。WBET 也称"湿球黑球温度"，是综合评价人体接触作业环境热负荷的一个基本参量，它涵盖了温度、湿度、辐射热、风速等多种气象因素，是目前国际劳工组织和世界卫生组织以及各国公认的衡量作业环境热强度大小的指标之一。

接触高温作业时间是指作业人员在一个工作日（8 h）内实际接触高温作业的累计时间（min）；允许持续接触热时间是指允许工人在热环境中连续工作的时间；工作地点温度是指在一个工作班内，工作地点距地面 1.5 m 高处测得的最高气温；作业人员接触温度要选择经常操作、停留或临时休息处，一般测量高度立位作业为 1.5 m，坐位作业为 1.1 m，如果实际受热不均匀，应测量踝部、腹和头部，立位时测量离地高度分别为 0.1 m、1.1 m、1.7 m，坐位时测量离地高度 0.1 m、0.6 m 和 1.1 m。

高温作业分级按照工作地点 WBGT 指数和接触高温作业的时间将高温作业分为四级，级别越高表示热越大（见表 7-3）。

在不同工作地点、不同劳动强度条件下允许持续接触热时间不同（见表 7-4）。

表 7-3　高温作业分级

接触高温作业时间/min	WBGT 指数/℃									
	25～26	27～28	29～30	31～32	33～34	35～36	37～38	39～40	41～42	≥43
≤120	I	I	I	I	II	II	II	III	III	III
≥121	I	I	II	II	III	III	IV	IV	—	—
≥241	II	II	III	III	IV	IV	—	—	—	—
≥361	III	III	IV	IV	—	—	—	—	—	—

表 7-4　高温作业允许持续接触热时间限值　　　　单位：min

工作地点温度/℃	轻劳动	中等劳动	重劳动
30～32	80	70	60
>32	70	60	50
>34	60	50	40
>36	50	40	30
>38	40	30	20
>40	30	20	15
>42～44	20	10	10

注：轻劳动为Ⅰ级，中等劳动为Ⅱ级，重劳动为Ⅲ级和Ⅳ级。

持续接触热后必要休息时间不得少于 15min。休息时应脱离高温作业环境。凡高温作业工作地点湿度大于 75%，空气湿度每增加10%，允许持续接触热时间相应降低一个档次，即采用高于工作地点温度 2℃的时间限值。

按一个工作日实际接触高温作业时间 2 小时，WBGT 指数分别为 25～28℃、29～32℃、33～36℃、37～40℃；依次将高温作业分为Ⅰ、Ⅱ、Ⅲ、Ⅳ级，级别越高表示作业环境的热强度越大。高温作业Ⅲ级的界定：25～28℃温度下作业时间≥361 min；29～32℃温度下作业时间 241～360 min；33～36℃温度下作业时间 121～240 min；39～42℃温度下作业 120 min 以内。

高温作业容易导致体温调节功能紊乱，水、电解质失衡，发生中暑反应，严重时会引起心血管、神经系统、肝肾功能损害等，严重的中暑反应会影响孕妇及胎儿健康，或导致流产、早产。怀孕女职工禁忌从事高温作业分级Ⅲ级以上的作业。主要考虑到极冷与极热等异常气候条件可能对孕妇及胎儿造成健康损害。女性怀孕时，身体负担加重，抵抗力下降，不易忍受高温和低温，极热压力可致昏倒，长时间处于极低温工作环境可致血管紧缩。但高温与低温作业对孕妇与胎儿的健康影响还有待进一步研究。

（八）噪声作业分级标准中规定的第三级、第四级的作业

[解读] 噪声是指存在有损听力、有害健康或有其他危害的声音。工人每天 8 h 或每周 40 h 噪声暴露 A 等效声级≥80dB 的作业称为噪声作业。

劳动部《噪声分级标准》（LD80—1995）是按照噪声强度与接触噪声时间计算指数，按指数大小将噪声强度分为 0 级——安全级；Ⅰ级——轻度危害；Ⅱ级——中度危害；Ⅲ级——高度危害；Ⅳ级——极度危害五个级别。

国家职业卫生标准《工作场所职业病危害作业分级　第 4 部分：噪声》（GBZ/T 229.4—2012）规定，8 h 工作日内，工作环境等效 A 声级噪声强度不应超过 85dB。当工作环境噪声＜85dB 为安全作

业；≥85～90dB 为轻度危害（Ⅰ级）；≥90～94dB 为中度危害（Ⅱ级）；≥95～100dB 为高度危害（Ⅲ级）；≥100dB 以上为极度危害（Ⅳ级）。噪声作业分级是根据劳动者接触噪声水平和接触时间进行分级的。

轻度危害（Ⅰ级）：在目前的作业条件下，可能对劳动者的听力产生不良影响。应改善工作环境，降低劳动者实际接触水平，设置噪声危害及防护标识，佩戴防护用品，对劳动者进行培训教育，定期开展职业健康监护、作业场所监测等。

中度危害（Ⅱ级）：在目前的作业条件下，很可能对劳动者的听力产生不良影响。针对企业特点，在采取上述措施的同时，采取纠正和管理行动，降低劳动者实际接触水平。

高度危害（Ⅲ级）：在目前的作业条件下，会对劳动者的健康产生不良影响。除了上述措施外，应尽可能采取工程技术措施，进行相应的整改，整改完成后，需要重新对作业场所进行职业卫生评价及噪声分级。

极度危害（Ⅳ级）：目前作业条件下，会对劳动者的健康产生不良影响，除了上述措施外，及时采取相应的工程技术措施进行整改。整改完成后，对控制及防护效果进行卫生评价及噪声分级。

高强度噪声可损害女性生殖功能。研究表明，孕妇长时间接触超过 90 dB 的高强度噪声可能导致母体自身烦躁不安，胎动增加，胎儿在母体发育迟缓，自然流产、早产率和低出生体重儿发生率增高。有报道，孕妇长时间在接触高强度噪声环境中作业，可以影响新生儿的听力发育，严重的可影响其心理健康与学习能力。因此孕妇禁忌从事接触噪声作业分级第三级、第四级的作业。

（十）在密闭空间、高压室作业或者潜水作业，伴有强烈振动的作业，或者需要频繁弯腰、攀高、下蹲的作业

[解读] 所谓密闭空间内作业主要是指在贮存罐、贮存塔、反应罐、反应池、下水管道、地下坑、贮藏窖、仓储等密闭或半开放的空间内作业，多见于石油、化工等行业。由于密闭空间系统处理不

干净，残存有毒有害、易燃易爆物质，空间通风不良，氧气不足，周围环境存在复杂的危险因素等，易发生中毒、窒息、火灾、爆炸等职业安全与职业病危害事故，对孕妇和胎儿造成严重伤害。

高气压作业环境条件使人的呼吸循环系统的功能受到影响，容易造成人体血管痉挛，血液循环不畅，部分组织缺血或者局部淤血等不良反应。孕妇在高气压环境作业，可影响胎儿正常发育，严重时可导致死胎与自然流产。

潜水作业属于特殊环境下的作业，也属于高气压作业，因为水的密度是空气的 800 倍，即每下潜 10 m 就可增加 101.3 kPa（1 个大气压）。另外，水的导热系数远大于空气，作业环境温度低，易造成体温过低症。所以孕妇不宜从事各类潜水（包括水产养殖、水下探险、水下考古、休闲娱乐潜水等）、沉箱、隧道、高压氧舱、加压治疗舱、高气压科学研究舱等环境条件的工作。

长期从事振动作业可导致全身振动病和局部振动病，如打风钻、捣固机、锻造作业等。孕妇接触强烈振动作业，可引起自然流产率增加。

频繁的弯腰、攀高、下蹲的作业可导致局部肢体酸胀麻木，而其他部位供血不足。孕妇可能引起腹压增加，影响孕妇腹部血液循环功能，造成子宫供血不足，胎儿缺氧，影响胎儿发育，增加自然流产的危险性。所以孕妇不宜从事频繁弯腰、攀高、下蹲的作业，如装卸、搬运、建筑等。

四、女职工在哺乳期禁忌从事的劳动范围

[解读] 哺乳期的保护重点是避免产妇在工作环境接触职业危害因素，通过各种途径使婴幼儿受到健康损害，尤其是一些有毒物质可以通过乳汁输送给乳儿，对乳儿造成健康损害。所以哺乳期女性应当避免接触职业危害因素。

（一）孕期禁忌从事的劳动范围的第一项、第三项、第九项

[解读] 同孕期禁忌从事的劳动范围的第一项、第三项、第九项。

（二）作业场所空气中锰、氟、溴、甲醇、有机磷化合物、有机氯化合物等有毒物质浓度超过国家职业卫生标准的作业

[解读] 哺乳期女性由于每天要与婴幼儿亲密接触，禁忌从事接触有毒有害化学物、放射性物质等的作业，因为许多有毒化学物质可能通过哺乳和拥抱，传递给婴幼儿而影响其健康，如锰、氟、溴、甲醇、有机磷化合物、有机氯化合物等可以通过母乳喂养时的乳汁传递给婴幼儿，而损害婴幼儿的健康。

附录一　女职工劳动保护特别规定

（中华人民共和国国务院令　第 619 号）

《女职工劳动保护特别规定》已经 2012 年 4 月 18 日国务院第 200 次常务会议通过，现予公布，自公布之日起施行。

总理　温家宝

二〇一二年四月二十八日

第一条　为了减少和解决女职工在劳动中因生理特点造成的特殊困难，保护女职工健康，制定本规定。

第二条　中华人民共和国境内的国家机关、企业、事业单位、社会团体、个体经济组织以及其他社会组织等用人单位及其女职工，适用本规定。

第三条　用人单位应当加强女职工劳动保护，采取措施改善女职工劳动安全卫生条件，对女职工进行劳动安全卫生知识培训。

第四条　用人单位应当遵守女职工禁忌从事的劳动范围的规定。用人单位应当将本单位属于女职工禁忌从事的劳动范围的岗位书面告知女职工。

女职工禁忌从事的劳动范围由本规定附录列示。国务院安全生产监督管理部门会同国务院人力资源社会保障行政部门、国务院卫生行政部门根据经济社会发展情况，对女职工禁忌从事的劳动范围进行调整。

第五条　用人单位不得因女职工怀孕、生育、哺乳降低其工资、予以辞退、与其解除劳动或者聘用合同。

第六条　女职工在孕期不能适应原劳动的，用人单位应根据医疗机构的证明，予以减轻劳动量或者安排其他能够适应的劳动。

对怀孕 7 个月以上的女职工，用人单位不得延长劳动时间或者安排夜班劳动，并应当在劳动时间内安排一定的休息时间。

怀孕女职工在劳动时间内进行产前检查，所需时间计入劳动时间。

第七条　女职工生育享受 98 天产假，其中产前可以休假 15 天；难产的，应增加产假 15 天；生育多胞胎的，每多生育 1 个婴儿，增加产假 15 天。

女职工怀孕未满 4 个月流产的，享受 15 天产假；怀孕满 4 个月流产的，享受 42 天产假。

第八条　女职工产假期间的生育津贴，对已经参加生育保险的，按照用人单位上年度职工月平均工资的标准由生育保险基金支付；对未参加生育保险的，按照女职工产假前工资的标准由用人单位支付。

女职工生育或者流产的医疗费用，按照生育保险规定的项目和标准，对已经参加生育保险的，由生育保险基金支付；对未参加生育保险的，由用人单位支付。

第九条　对哺乳未满 1 周岁婴儿的女职工，用人单位不得延长劳动时间或者安排夜班劳动。

用人单位应当在每天的劳动时间内为哺乳期女职工安排 1 小时哺乳时间；女职工生育多胞胎的，每多哺乳 1 个婴儿每天增加 1 小时哺乳时间。

第十条　女职工比较多的用人单位应当根据女职工的需要，建立女职工卫生室、孕妇休息室、哺乳室等设施，妥善解决女职工在生理卫生、哺乳方面的困难。

第十一条　在劳动场所，用人单位应当预防和制止对女职工的性骚扰。

　　第十二条　县级以上人民政府人力资源社会保障行政部门、安全生产监督管理部门按照各自职责负责对用人单位遵守本规定的情况进行监督检查。

　　工会、女性组织依法对用人单位遵守本规定的情况进行监督。

　　第十三条　用人单位违反本规定第六条第二款、第七条、第九条第一款规定的，由县级以上人民政府人力资源社会保障行政部门责令限期改正，按照受侵害女职工每人 1 000 元以上 5 000 元以下的标准计算，处以罚款。

　　用人单位违反本规定附录第一条、第二条规定的，由县级以上人民政府安全生产监督管理部门责令限期改正，按照受侵害女职工每人 1 000 元以上 5 000 元以下的标准计算，并处以罚款。用人单位违反本规定附录第三条、第四条规定的，由县级以上人民政府安全生产监督管理部门责令限期治理，处 5 万元以上 30 万元以下的罚款；情节严重的，责令停止有关作业，或者提请有关人民政府按照国务院规定的权限责令关闭。

　　第十四条　用人单位违反本规定，侵害女职工合法权益的，女职工可以依法投诉、举报、申诉，依法向劳动人事争议调解仲裁机构申请调解仲裁，对仲裁裁决不服的，依法向人民法院提起诉讼。

　　第十五条　用人单位违反本规定，侵害女职工合法权益，造成女职工损害的，依法给予赔偿；用人单位及其直接负责的主管人员和其他直接责任人员构成犯罪的，依法追究刑事责任。

　　第十六条　本规定自公布之日起施行。1988 年 7 月 21 日国务院发布的《女职工劳动保护规定》同时废止。

附录：

女职工禁忌从事的劳动范围

一、女职工禁忌从事的劳动范围：

（一）矿山井下作业；

（二）体力劳动强度分级标准中规定的第四级体力劳动强度的作业；

（三）每小时负重 6 次以上、每次负重超过 20 公斤的作业，或者间断负重、每次负重超过 25 公斤的作业。

二、女职工在经期禁忌从事的劳动范围：

（一）冷水作业分级标准中规定的第二级、第三级、第四级冷水作业；

（二）低温作业分级标准中规定的第二级、第三级、第四级低温作业；

（三）体力劳动强度分级标准中规定的第三级、第四级体力劳动强度的作业；

（四）高处作业分级标准中规定的第三级、第四级高处作业。

三、女职工在孕期禁忌从事的劳动范围：

（一）作业场所空气中铅及其化合物、汞及其化合物、苯、镉、铍、砷、氰化物、氮氧化物、一氧化碳、二硫化碳、氯、己内酰胺、氯丁二烯、氯乙烯、环氧乙烷、苯胺、甲醛等有毒物质浓度超过国家职业卫生标准的作业；

（二）从事抗癌药物、己烯雌酚生产，接触麻醉剂气体等的作业；

（三）非密封源放射性物质的操作，核事故与放射事故的应急处置；

（四）高处作业分级标准中规定的高处作业；

（五）冷水作业分级标准中规定的冷水作业；

（六）低温作业分级标准中规定的低温作业；

（七）高温作业分级标准中规定的第三级、第四级的作业；

（八）噪声作业分级标准中规定的第三级、第四级的作业；

（九）体力劳动强度分级标准中规定的第三级、第四级体力劳动强度的作业；

（十）在密闭空间、高压室作业或者潜水作业，伴有强烈振动的作业，或者需要频繁弯腰、攀高、下蹲的作业。

四、女职工在哺乳期禁忌从事的劳动范围：

（一）孕期禁忌从事的劳动范围的第一项、第三项、第九项；

（二）作业场所空气中锰、氟、溴、甲醇、有机磷化合物、有机氯化合物等有毒物质浓度超过国家职业卫生标准的作业。

附录二　国际社会女职工劳动保护的相关规定

1979 年联合国大会通过的《消除对女性一切形式歧视公约》强调，女性在享有相同就业机会权利的同时，在工作条件中也享有健康和安全保障的权利，包括保障生育机能的权利。也就是说，女性不仅享有就业平等的权利，也享有健康安全的权利。对女工提供如此广泛的保护，是基于女工生理机能及身体特点不同于男性。由于女性有月经、妊娠、分娩、哺乳等生理机能的变化过程，在同样作业环境下，职业性有害因素对女性身体的不良影响更显著。同样的劳动条件，男女所受的影响不同，如在负重作用下，有可能影响生殖器官的位置和功能。另外，对女工的特殊保护是女工抚育子代的需要，孕期接触具有胚胎毒性的物质并达到一定剂量时，容易造成胚胎的死亡和胎儿的畸形，哺乳期女性接触高剂量的化学物质，有导致婴幼儿中毒的危险。月经、怀孕、哺乳是女性特殊的生理时期和现象，加强女职工经期、孕期、哺乳期劳动保护，有利于女性整体健康和谐发展，有利于保护下一代的健康，维护劳动力资源的可持续发展。

在科技发展日新月异的今天，新科技产品为社会创造财富的同时，也给工人的健康带来了各种危害，导致了各种各样的职业病。女职工作为当前社会不可或缺的一个群体，为社会与经济的发展做出了巨大贡献。为了保护女工的健康，防止怀孕女工及胎儿健康受损，有关女职工劳动保护的相关法律法规也随科技进步而不断更新。世界上工业先进的国家，如美国，加拿大，欧盟的英国、德国、法国，亚洲的日本、新加坡等国均制定了禁止女工从事有害性、危险性相关工作的法律规定，对于职业伤害赔偿也都有严格的规范。

一、英国女职工劳动保护规定

工业革命始于西欧，英国是第一个开始工业革命的国家，英国政府为改造工人的工作环境，以立法方式保护工人的健康与安全。英国制定的最早有关女工的法律法规为《性别歧视法》，但《性别歧视法》与《工厂法》中对女性雇佣的准则，特别是一些保护女工的规定有冲突。因此，1989 年，英国大规模修订《就业法》时，将保护职业女工雇佣等条款均纳入《就业法》中，解除了与《性别歧视法》相冲突的部分，即解除过去对女工保护的限制，并明确规定保护女性在就业方面与男性平等的机会，同时规定在女性怀孕与生产后的时期，以及与其他会影响到女性健康环境下，要遵守该法第 38 章 New times Roman I 中所立的保护女性的规定。

1999 年《工作健康安全管理办法》是最新的实施办法，有关女工职业安全与健康受该办法所规范。该办法中提到，产妇与孕妇的定义是指怀孕的女工与产后六个月内，或正在哺乳的女工。为保护女性与胎儿的健康安全，若对产妇孕妇或是胎儿的健康与安全造成危险，不论来自工作过程或是工作环境，或是物理性的、生物性的、化学性的危险物质，包括欧盟所规定的危险物质，均应限制孕妇与产妇工作。

二、美国女职工劳动保护规定

美国法律对性别歧视有许多规定与实施细节，在工作场所力求做到男女平等。如在美国所有契约中的雇主，都应遵守《1978 年怀孕歧视法》（Pregnancy Discrimination Act of 1978）的规定，歧视怀孕属于性别歧视之一种，女性不应该因为生育小孩需要时间离开工作而遭受处罚，怀孕与生产休假离开一段合理的时间是正常的。婴儿出生后，女工在合理时间内回到职场，应该回到原先的工作地位与薪水。

但对女性从事有害性、危险性工作的限制，则一直没有制定独立的法律，来特别保护和限制女性从事某些职业与工作环境。美国《职业安全健康法》（Occupational Safety and Health Act）是保护工人健康安全与工作环境的法律。此法设立了劳工的职业健康安全标准，对危险工种的规定，也规范了男、女工平等的标准。但是，美国法律保障工人有拒绝接受危险工作的权利，当发现工作环境不安全或不健康时，有权拒绝工作，但必须有足够理由确定当前的工作正处在暴露危险之下。工人可以要求雇主改善危险情况或更换工作。若工人因拒绝工作，遭受雇主的歧视，或雇主不理会工人的要求时，工人可以向"职业安全健康署"（OSHA）报告，该署有权对雇主的违法行为开展调查，并进行司法仲裁。

三、加拿大女职工劳动保护规定

加拿大政府一直努力改善女性地位，1985 年出台了《加拿大权利与自由》（Canadian Charter of Rights and Freedoms），旨在保障所有加拿大人受到法律平等的保护，禁止种族、性别、肤色、宗教、年龄、身体或智能残障者的歧视。1986 年加拿大国会通过《公平就业法》（Employment Equity Act），为了反对并纠正社会上对某些团体因偏见所造成在就业与晋升上的歧视，而成为加拿大反歧视的法律基础。1995 年联邦政府采用立法与决策基于性别分析的原则，进一步推进男女平等的理想。加拿大提倡性别平等的就业原则，女性在公平就业机会的原则下，有与男工竞争相同工作的机会，但对暴露于危险工作的法律没有特别规定。女性在选择工作时，必须使用《加拿大劳工法》（Canda Labour Code）和《职业卫生安全法》（Occupational Health and Safety Act）所规定的"要求被告知的权利"与"可以拒绝从事危险工作的权利"来保护自己。此外，工人也有权利参加职业健康与安全委员会成为健康与安全代表，记录工厂的状况与问题，要求雇主改善或提供政府参考，以减少职业意外并避免职业病的发生，改善工人健康与安全。对于怀孕女性，加拿大联邦依据《辐射线保护法》，亚伯大省的《辐射线保护规定》中明确规定，从事辐射线工作的工人（指直接涉及使用指定的辐射设备或辐射原料的工人），尤其对怀孕女工暴露于离子辐射的可能，尽量降到合理最低，保护胎儿不受离子放射的伤害。孕妇、产妇与一般工人一样，有拒绝从事危险工作的权利，可以从工厂的医生或当地的注册医生提供医疗证明，说明该工作是否对母亲与胎儿的健康有害。当工作选择权交给工人本身时，政府需要提供教育与入职前训练课程告知工人相关的危险程度，再由工人自己决定。

加拿大的亚伯大省有害健康的危险工业规定以 2000 年的《职业卫生安全法》（Occupational Health and Safety Act）为依据，包括噪声规定、化学危险物规定、急救规定、爆炸物安全规定与矿工安全规定。另立相关的《辐射保护法》、《辐射保护规定》、《危险物品运输与处理法》等。

四、欧盟女职工劳动保护规定

欧盟共同体自 1972 年签约（The Treaty of Community）以来，各会员国要遵守欧盟指令，要求各成员国改进工作环境，确保工人的健康与安全而规定最低要求标准。欧盟共同体主张男女应该公平进入劳动物力市场，就业时男女应享有均等就业工作机会，并在 1976 年制定《公平就业法》，目的在于消除男女就业时的障碍，但同时又要公平的保护女性，特别是孕妇与产妇，同时也要考虑女工的生理特性而给予特别的保护，包括她们在产假之后，能够回到原来的工作岗位。依据《国际劳工组织》（International Labour Organization）的说法，一般而言，男性与女性对物理性、生物性与化学性的反应没有太大的区别，因此，欧盟法律制定为保护工人健康安全而禁止使用的危险化学物质与最低接触限值也对所有工人使用，除了"孕妇与产妇"有特别的限制之外，对一般女工没有设限。

基于保护工作中的孕妇与产妇的工作安全与健康，确保她们的工作权利，不能因性别因素或怀孕与生产，而遭受不同于男性的待遇，并且保护她们不会受到影响健康的危险因素的危害，孕妇与产妇应得到产假的权利等，欧盟制定《改善孕妇与产妇工人的健康与安全办法》，保护工作中产妇与孕妇的基本准则。欧盟各成员国则依据此准则，另制定适合自己国家的法律与实施细则。为促进孕妇与产妇的就业时的安全，欧盟组成一个《保护工作安全卫生与健康顾问委员会》（Advisory Committee on Safety，Hygiene and Health Protection at Work）评估物理性、化学性与生物性的有害物质，及在工业过程中被认为对孕妇、产妇的安全与健康有危险的物质。一般性的保护原则涵盖了孕妇与产妇女工身体的与心理的疲惫、姿态、移动与其他因工作造成各种形式的身体与心理的压力。除此之外，雇主应该评估对孕妇与产妇造成的危险性质、程度，及在危险物质下暴露时间的长短，以确定禁止工作的范围，若无法避免接触危险性、有害性物质，至少应遵守一般保护工人暴露于危险物质职业暴露指数限制。

五、日本女职工劳动保护规定

日本政府规范有关女工的法律包括《劳动基准法》、《劳动安全卫生法》与《女性劳动基准规则》。《劳动基准法》六十四到六十八条款规定，是有关女工劳动保护的规定。指出雇主不得使用任何十八岁以上的女性从事坑道内的工作，也不能使孕妇与产妇（生产后未满一年的女性）从事操作重物的工作及在散发有害气体的场所中工作。为实施这些法则，另制订了《女性劳动基准规则》，规定孕妇与产妇不能从事的业务，如重物、高温、低温、焊接、接触铅、水银、铬、砷、黄磷、氟、苯胺等，以及从事岩石或矿山的破碎等工作，并做了具体限制。

六、新加坡女职工劳动保护规定

新加坡的职业安全立法主要是由人力资源部负责，其下设工业健康局，负责管理劳工的安全事务，提供职业安全与健康的训练，工业安全局则负责修订与执行有关劳工职业安全的法规。新加坡宪法保障男女平等的基本原则，法律面前人人平等。新加坡法律反对任何形式的歧视，包括种族、性别与宗教等的歧视，在《就业法》（Employment Act）中规定，保护男女工人就业平等，男女工人被雇主任意解聘，可以向人力资源部申诉纠正。《工人赔偿法》（The Workmen's Compensation Act）规定女工与男工享有相同的与工作伤害相关的赔偿原则。在该法中，除了第九十一章第九部分产妇的保护与福利的条款之外，没有其他的保护性法律。为达到执行《就业法》的目的，新家坡人力资源部长可以制定雇用女性的工作环境与情况的特殊规定。《就业法》第九十一章补充条例，第 139 条规定《女性劳工雇用规定》（The Employment of Female Workmen Regulation）禁止雇用怀孕女性在夜间工作，除非为了工作需要，女工需出具书面同意书，并由注册医师或政府医官书面证明。任何人雇用怀孕女工违反规定者，则为有罪。

　　新加坡女工从事有害性、危险工业与男工所受的限制相同，为保护工人工作的安全与健康，新加坡政府在《工厂法》中规定有关工作环境安全与工人健康的规定，由新加坡政府人力资源职业健康局强制执行。这些规定除了一般健康、福利条款之外，在《特别健康安全与福利条款》规范危险工业的范围与预防方法。对女性从事的有害性危险工业的规定，依男女就业机会平等的原则，没有特别限制女工，除了孕妇与产妇禁止夜间工作的保护法令之外，其他任何工业，女工与男工均遵守相同的法律。

　　从历史时期看，早期的关于女工的国际标准主要侧重于保护女性的健康和安全、工作条件及其生理、生育功能。从 20 世纪 60 年代中期开始，越来越多的注意力集中在通过致力于使女性能够在经济发展领域实现其全面潜力的实用方法促进女性和男子平等权利上，包括诸如结社自由，向女性提供取得劳动力市场所有位置的机会以及承认男女共同承担家庭责任等问题。女工保护的劳工标准从大的方面看，可分为两类，一是以保护女性的生殖和生育能力为目的的措施，另一类则从对女性的能力和恰当社会角色的观点出发，根据女性的性别和（或）社会性别而采取的措施。在国际社会中，人们对支持生育保护措施和女性享受该类保护的权利几乎没有争议。但对于并非出于专门保护女性生殖为目的的禁止和限制女性就业的措施，则有很多争论。

依据 ILO 原则，一般而言，男性与女性对物理性、生物性与化学性的反应没有太大的区别，因此，欧盟法律制定为保护工人健康安全而禁止使用的危险化学物质与最低暴露指数标准也对所有工人使用，除了"孕妇与产妇"有特别的限制之外，对一般女工没有设限。

附录三 2000年保护生育公约

（国际劳工组织 第183号公约）

第1条

就本公约而言，"女性"一词不加区别地适用于任何女性；"儿童"一词不加区别地适用于任何儿童。

第2条

1. 本公约适用于所有就业女性，包括从事非典型形式的隶属工作的女性。

2. 然而，批准本公约的各成员国，在同有代表性的有关雇主组织和工人组织磋商之后，可以将向其实施公约会引起实质性特殊问题的有限类别的工人，全部或部分地排除在公约的范围之外。

3. 援用前款提供的可能性的各成员国，在其根据《国际劳工组

---

① 国际劳工组织大会，经国际劳工局理事会召集，于2000年5月30日在日内瓦举行其第88届会议，并注意到需要修订1952年保护生育公约（修订本）和1952年保护生育建议书，以便进一步促进劳动力中的所有女性享有平等和母子的健康与安全，而且是为了承认成员国在经济与社会发展上的差异，以及企业的差异和国家法律和惯例在生育保护方面的发展，并注意到《世界人权宣言》（1948年）、《联合国消除对女性一切形式歧视公约》（1979年）、《联合国儿童权利公约》（1989年）、《北京宣言》和《行动纲领》（1995年）、《国际劳工组织关于女工机会与待遇平等宣言》（1975年）、《国际劳工组织关于工作中基本原则和权利宣言及其后续措施》（1998年）以及旨在保证男女工人机会与待遇平等的国际劳工公约与建议书的条款，特别是1981年有家庭责任工人公约的条款，并考虑到女工的处境和需要提供妊娠保护，这是政府和社会的共同责任，并决定就修订1952年保护生育公约（修订本）和1952年保护生育建议书——本届会议议程的第四个项目——通过若干建议，并确定这些建议须采用一项国际公约的形态；于2000年6月15日通过本公约，引用时可称之为2000年保护生育公约。

② 国际劳工组织（International Laboun Onganization，ILO）为联合国的一个专门机构，总部设在瑞士日内瓦。国际劳工组织大会是国际劳工组织的最高权力机构。

织章程》第 22 条提交的关于公约实施情况的首次报告中，须列出因此而被排除在外的工人类别及其被排除在外的原因。在其以后的报告中，成员国须说明为将公约条款逐步扩大到这些类别而采取的措施。

第 3 条

在同有代表性的雇主组织和工人组织磋商之后，各成员国须采取适宜措施，以保证孕妇或哺乳女性不得从事主管当局确定的会损害母亲或儿童健康的工作，或是经评估确定对母亲的健康或儿童的健康有重大危险的工作。

第 4 条

1. 经出示医疗证明或其他适宜证明说明预产期——这由国家法律和惯例确定，本公约所适用的女性须有权享受时间不少于 14 周的产假。

2. 各成员国须在其对本公约的批准书中附上一份声明，具体说明以上提到的假期期限。

3. 各成员国以后可将有关延长产假期限的进一步声明，寄存国际劳工局长处。

4. 除非在国家一级政府和有代表性的雇主组织与工人组织另有议定，出于对保护母亲健康和儿童健康的应有考虑，产假须包括六周时间的产后强制性休假。

5. 产前部分的假期，须按预产期和实际分娩之间逾期的时间予以延长，不从强制性产后假期部分中扣除。

第 5 条

在因妊娠或分娩而引起患病、并发症或有并发症危险的情况下，经出示医疗证明，须在产假期之前或之后提供休假。此种休假的性质和最长期限，可根据国家法律和惯例具体确定。

第 6 条

1. 须根据国家法律和条例，或是以符合国家惯例的任何其他方式，向因休第 4 条或第 5 条提到的假期而缺勤的女性提供现金津贴。

2. 现金津贴的水平，须保证女性能以适当的健康条件和适宜的生活标准供养自己及其孩子。

3. 凡按国家法律或惯例以原先收入为依据为第4条提到的休假支付现金津贴，此种津贴的数额不得低于该女性原先收入或是为计算津贴而加以考虑的收入的三分之二。

4. 凡按国家法律或惯例采用其他方法确定为第4条提到的休假支付现金津贴，此种津贴的数额一般说来须类似于运用上一款得出的数额。

5. 各成员国须保证，本公约对其适用的大多数女性都能够达到享受现金津贴的资格条件。

6. 凡女性达不到国家法律和条例或是符合国家惯例的任何其他方式，为享受现金津贴而规定的资格条件的，须有权享受社会援助基金的适当津贴——这取决于所要求的家庭经济情况调查的结果。

附录四　职业安全和卫生及工作环境公约（1981 年）

（国际劳工组织　第 155 号公约）

第一部分　范围和定义

第一条

一、本公约适用于经济活动的各个部门。

二、凡批准本公约的会员国，经与有关的、有代表性的雇主组织和工人组织在尽可能最早阶段进行协商后，对于其经济活动的某些特殊部门在应用中会出现实质性特殊问题者，诸如海运或捕鱼，得部分或全部免除其应用本公约。

三、凡批准本公约的会员国，应在其按照国际劳工组织章程第二十二条的规定提交的关于实施本公约的第一次报告中，列举按照本条第二款的规定予以豁免的部门，陈明豁免的理由，描述在已获豁免的部门中为适当保护工人而采取的措施，并在以后的报告中说明在扩大公约的适用面方面所取得的任何进展。

---

① 国际劳工组织大会，经国际劳工局理事会召集，于 1981 年 6 月 3 日在日内瓦举行其第 67 届会议，并经决定采纳本届会议议程第六项关于安全和卫生及工作环境的某些提议，并经确定这些提议应采取国际公约的形式，于 1981 年 6 月 22 日通过本公约，引用时得称之为 1981 年《职业安全和卫生公约》。

② 全国人大委员会于 2006 年 10 月 31 日批准了 1981 年《职业安全和卫生及工作环境公约》。

第二条

一、本公约适用于所覆盖的经济活动的各个部门中的一切工人。

二、凡批准本公约的会员国，经与有关的、有代表性的雇主组织和工人组织在尽可能最早阶段进行协商后，对应用本公约确有特殊困难的少数类别的工人，得部分或全部免除其应用本公约。

三、凡批准本公约的会员国应在其按照国际劳工组织章程第二十二条的规定提交的关于实施本公约的第一次报告中，列举按照本条第二款的规定可以予以豁免的少数类别的工人，陈述豁免的理由，并在以后的报告中说明在扩大公约的适用面方面所取得的任何进展。

第三条

就本公约而言：

（一）"经济活动部门"一词覆盖雇用工人的一切部门，包括公共机构；

（二）"工人"一词覆盖一切受雇人员，包括公务人员；

（三）"工作场所"一词覆盖工人因工作而需在场或前往，并在雇主直接或间接控制之下的一切地点；

（四）"条例"一词覆盖所有由一个或几个主管当局制定的具有法律效力的规定；

（五）与工作有关的"健康"一词，不仅指没有疾病或并非体弱，也包括与工作安全和卫生直接有关的影响健康的身心因素。

第二部分　国家政策的原则

第四条

一、各会员国应根据本国情况和惯例，经与最有代表性的雇主组织和工人组织协商后，制定、实施和定期审查有关职业安全、职业卫生及工作环境的连贯的国家政策。

二、这项政策的目的应是在合理可行的范围内，把工作环境中内在的危险因素减少到最低限度，以预防来源于工作、与工作有关或在工作过程中发生的事故和对健康的危害。

第五条

本公约第四条提及的政策，应考虑到对职业安全和卫生及工作环境有影响的以下主要活动领域：

（一）工作的物质要素（工作场所、工作环境、工具、机器和设备、化学、物理和生物的物质和制剂、工作过程）的设计、测试、选择、替代、安装、安排、使用和维修；

（二）工作的物质要素与进行或监督工作的人员之间的关系，及机器、设备、工作时间、工作组织和工作过程对工人身心能力的适应；

（三）为使安全和卫生达到适当水平，对有关人员在某一方面或其他方面的培训，包括必要的进一步培训、资格和动力；

（四）在工作班组和企业一级，以及在其他所有相应的级别直至并含国家一级之间的交流和合作；

（五）保护工人及其代表，使其不致因按照本公约第四条提及的政策正当地采取行动而遭受纪律制裁。

第六条

本公约第四条提及的政策的制订应阐明公共当局、雇主、工人和其他人员在职业安全和卫生及工作环境方面各自的职能和责任，同时既考虑到这些责任的补充性又考虑到本国情况和惯例。

第七条

对于职业安全和卫生及工作环境的状况，应每隔适当时间，进行一次全面的或针对某些特定方面的审查，以鉴定主要问题之所在，找到解决这些问题的有效方法和应采取的优先行动，并评估取得的成果。

第三部分　国家一级的行动

第八条

各会员国应通过法律或条例，或通过任何其他符合本国情况和惯例的方法，并经与有关的、有代表性的雇主和工人组织协商，采取必要步骤实施本公约第四条。

第九条

一、实施有关职业安全和卫生及工作环境的法律和条例，应由恰当和适宜的监察制度予以保证。

二、实施制度应规定对违反法律和条例的行为予以适当惩处。

第十条

应采取措施向雇主和工人提供指导，以帮助他们遵守法定义务。

第十一条

为实施公约第四条提及的政策，各主管当局应保证逐步行使下列职能：

（一）在危险的性质和程度有此需要时，确定企业设计、建设和布局的条件、企业的交付使用、影响企业的主要变动或对其用途的修改、工作中所用技术设备的安全以及对主管当局所定程序的实施；

（二）确定哪些工作程序及物质和制剂应予禁止或限制向其暴露，或应置于各主管当局批准或监督之下；应考虑同时暴露于几种物质或制剂对健康的危害；

（三）建立和实施由雇主，并在适当情况下，由保险机构或任何其他直接有关者通报工伤事故和职业病的程序，并对工伤事故和职业病建立年度统计；

（四）对发生于工作过程中或与工作有关的工伤事故、职业病或其他一切对健康损害，如反映出情况严重，应进行调查；

（五）每年公布按本公约第四条提及的政策而采取措施的情况及在工作过程中发生或与工作有关的工伤事故、职业病和对健康的其他损害的情况；

（六）在考虑本国情况和可能的情况下，引进或扩大各种制度以审查化学、物理和生物制剂对工人健康的危险。

第十二条

应按照国家法律和惯例采取措施，以确保设计、制作、引进、提供或转让业务上使用的机器、设备或物质者：

（一）在合理可行的范围内，查明机器、设备或物质不致对正确使用它们的人的安全和健康带来危险；

（二）提供有关正确安装和使用机器和设备以及正确使用各类物质的信息，有关机器和设备的危害以及化学物质、物理和生物制剂或产品的危险性能的信息，并对如何避免已知危险进行指导；

（三）开展调查研究，或不断了解为实施本条第一项和第二项所需的科技知识。

第十三条

凡工人有正当理由认为工作情况出现对其生命或健康有紧迫、严重危险而撤离时，应按照本国情况和惯例保护其免遭不当的处理。

第十四条

应采取措施，以适合本国情况和惯例的方法，鼓励将职业安全和卫生及工作环境问题列入各级的教育和培训，包括高等技术、医学和专业的教育以满足所有工人培训的需要。

第十五条

一、为保证本公约第四条提及的政策的一贯性和实施该政策所采取措施的一贯性，各会员国应在尽可能最早阶段与最有代表性的雇主和工人组织并酌情和其他机构协商后，做出适合本国条件和惯例的安排，以保证负责实施本公约第二和第三部分规定的各当局和各机构之间必要的协商。

二、只要情况需要，并为本国情况和惯例所许可，这些安排应包括建立一个中央机构。

第四部分　企业一级的行动

第十六条

一、应要求雇主在合理可行的范围内保证其控制下的工作场所、机器、设备和工作程序安全，不会对健康产生危害。

二、应要求雇主在合理可行的范围内保证其控制下的化学、物理和生物物质与制剂，在采取适当保护措施后，不会对健康发生危险。

三、应要求雇主在必要时提供适当的保护服装和保护用品，以便在合理可行的范围内，预防事故危险或对健康的不利影响。

第十七条

两个或两个以上企业如在同一工作场所同时进行活动，应相互配合实施本公约的规定。

第十八条

应要求雇主在必要时采取应付紧急情况和事故的措施，包括适当的急救安排。

第十九条

应在企业一级作出安排，在此安排下：

（一）工人在工作过程中协助雇主完成其承担的职责；

（二）企业中的工人代表在职业安全和卫生方面与雇主合作；

（三）企业中的工人代表应获得有关雇主为保证职业安全和卫生所采取措施的足够信息，并可在不泄露商业机密的情况下就这类信息与其代表性组织进行磋商；

（四）工人及其企业中的代表应受到职业安全和卫生方面的适当培训；

（五）应使企业中的工人或其代表和必要时其代表性组织，按照国家法律和惯例，能够查询与其工作有关的职业安全和卫生的各个方面的情况，并就此接受雇主的咨询；为此目的，经双方同意，可从企业外部带进技术顾问；

（六）工人立即向其直接上级报告有充分理由认为出现对其生命或健康有紧迫、严重危险的任何情况，在雇主采取必要的补救措施之前，雇主不得要求工人回到对生命和健康仍存在紧迫、严重危险的工作环境中去。

第二十条　管理人员与工人和（或）其企业内的代表的合作，应是按本公约第十六条至第十九条所采取的组织措施和其他措施的重要组成部分。

第二十一条

职业安全和卫生措施不得包含使工人支付任何费用的规定。

第五部分 最后条款

第二十二条

本公约对任何公约或建议书不作修订。

第二十三条

本公约的正式批准书应送请国际劳工组织总干事登记。

第二十四条

一、本公约应仅对其批准书已经组织总干事登记的国际劳工组织会员国有约束力。

二、本公约应自两个会员国的批准书已经组织总干事登记之日起 1 年后生效。

三、此后，对于任何会员国，本公约应自其批准书已经登记之日起 1 年后生效。

第二十五条

一、凡批准本公约的会员国，自本公约初次生效之日起满 10 年后得向国际劳工组织总干事通知解约，并请其登记。此项解约通知书自登记之日起满 1 年后始得生效。

二、凡批准本公约的会员国，在前款所述十年期满后的一年内未行使本条所规定的解约权利者，即须再遵守十年，此后每当十年期满，得依本条的规定通知解约。

第二十六条

一、国际劳工组织总干事应将国际劳工组织各会员国所送达的一切批准书和解约通知书的登记情况，通知本组织的全体会员国。

二、组织总干事在将所送达的第二份批准书的登记通知本组织全体会员国时，应提请本组织各会员国注意本公约开始生效的日期。

第二十七条

国际劳工组织总干事应将他按照以上各条规定所登记的一切批准书和解约通知书的详细情况，按照《联合国宪章》第 102 条的规定，送请联合国秘书长进行登记。

第二十八条

国际劳工局理事会在必要时，应将本公约的实施情况向大会提出报告，并审查应否将本公约的全部或部分修订问题列入大会议程。

第二十九条

一、如大会通过新公约对本公约作全部或部分修订时，除新公约另有规定外，应：

（一）如新修订公约生效和当其生效之时，会员国对于新修订公约的批准，不需按照上述第二十五条的规定，依法应为对本公约的立即解约；

（二）自新修订的公约生效之日起，本公约应即停止接受会员国的批准。

二、对于已批准本公约而未批准修订公约的会员国，本公约以其现有的形式和内容，在任何情况下仍应有效。

注：本条未出现在第 1-26 号公约中。在第 27-33 号公约中，不含"除新公约另有规定外"的字样。

第三十条

本公约的英文本和法文本同等为准。

附录五 职业卫生设施公约

（国际劳工组织 第 161 号公约）

第一章 国家政策的原则

第一条 本公约所称：

（a）"职业卫生设施"一词，系指主要具有预防职能的，负责向雇主、工人及其在企业中的代表就下列问题提供咨询的设施：

（i）建立和保持一种安全卫生的工作环境所要的条件，这种环境将有利于就工作而言最理想的身体和精神健康状况；

（ii）根据工人的身体和精神健康状况，使工作适合其能力；

（b）"企业中的工人代表"一词，系指根据国家法律或惯例被如此承认的人员；

第二条 会员国应根据国家情况和惯例，经与最有代表性的雇主组织和工人组织（如存在这种组织）协商，制定、实施并定期审查关于职业卫生设施的连续性国家政策。

第三条 1. 会员国承允为所有工人，包括公共部门的工人和生产合作社的社员，在所有经济活动部门和所有企业逐步建立职业卫

---

① 国际劳工组织全体大会，经国际劳工局理事会的召集于 1985 年 6 月 7 日在日内瓦举行第 71 届会议，注意到保护工人以免在工作过程中罹患疾病和受伤，是国际劳工组织章程赋予本组织的任务之一，注意到有关国际劳工公约和建议书，特别是 1953 年保护工人健康建议书、1959 年职业卫生设施建议书、1971 年工人代表公约以及 1981 年职业安全与卫生公约和建议书，确立了国家政策与国家一级活动的原则，经议决采纳关于本届会议议程第四项所列职业卫生设施的若干提议，并经决定这些提议应采取国际公约的形式，于 1985 年 6 月 26 日通过下列公约，此公约得称为 1985 年职业卫生设施公约。

生设施。所有的规定应足以针对企业中的具体危险。

2. 会员国如不能立即为所有企业建立职业卫生设施，则应与最有代表性的雇主组织和工人组织（如存在这种组织）协商，制定建立此类设施的计划。

3. 有关会员国应在根据国际劳工组织章程第 22 条提交的第一个实施公约情况报告中，说明按本条第 2 款制定的计划，并在随后的报告中说明实施这些计划取得的进展。

第四条　主管机关应与最有代表性的雇主组织和工人组织（如存在及种组织），协商采取措施使本公约条款生效的有关事宜。

第二章　职能

第五条　在不影响雇主对其雇员健康与安全所负的责任，并适当考虑工人参与职业卫生安全事务的必要性的情况下，职业卫生设施应具有足以针对企业职业危害的下列职能：

（a）辩明和估价工作场所中危及健康的各种危险；

（b）监测工作环境和工作实践中可能影响工人健康的因素，包括由雇主提供的卫生装置、食堂与住房等设施；

（c）就工作的计划与组织安排提供咨询，包括对工作场所的设计，机械与其他设备的选择、维护和状况，工作中使用的物质等方面的咨询；

（d）参与制订改善工作实践，以及检查估价新设备对健康的影响的各种方案；

（e）就职业健康、安全、卫生和人类工程学以及个体和集体保护性设备提供咨询；

（f）监测与工作有关的工人健康情况；

（g）促使工作更适合于工人；

（h）对职业康复措施做出贡献；

（i）配合提供职业健康、卫生和人类工程学方面的资料、培训和教育；

（j）组织急救和紧急治疗；

（k）参与对职业事故和职业病的分析。

第三章　　组织

第六条　应按下列办法对建立职业卫生设施做出规定

（a）根据法律或条例；或

（b）根据集体协议或有关雇主和工人同意的其他方式；或

（c）主管机关经与有关的雇主和工人代表性组织协商后批准的任何其他方式。

第七条　1.职业卫生设施可酌情组建成一个企业的设施，或若干企业的共同设施。

2.根据各国情况和惯例，职业卫生设施可由下列机构建立：

（a）有关企业或企业集团；

（b）公共机关或官方机构；

（c）社会保障机构；

（d）主管机关授权的任何其他机构；

（e）以上方法的结合使用。

第八条　雇主、工人及其代表（如存在这种代表）应合作及平等地参与执行职业卫生设施的组织和其他方面的措施。

第四章　　活动条件

第九条　根据国家法律和惯例，职业卫生设施具有多科性。其人员组成应按任务性质决定。

1.职业卫生设施应与企业中其他设施合作履行其职能。

2.应根据国家法律和惯例采取措施，以保证（如属适宜）职业卫生设施和与提供卫生设施有关的其他机构之间的充分合作和协调。

第十条　就第五条所列的职能而言，职业卫生设施工作人员应对雇主、工人及其代表（如存在这种代表）享有充分的专业独立性。

第十一条 主管机关应根据所履行的职责的性质，并按国家法律和惯例，确定对职业卫生设施工作人员的资格要求。

第十二条 与工作有关的工人健康监测，不应使工人收入受到损失、应免费并尽可能在工作时间进行。

第十三条 应使所有工人了解工作中涉及的健康危害。

第十四条 应由雇主和工人通知职业卫生设施工作环境中可能影响工人健康的任何已知因素和可疑因素。

第十五条 应通知职业卫生设施关于工人患病和因健康原因缺勤的情况，以便能确定患病或缺勤原因是否与工作场所可能存在的任何健康危害有关。雇主不得要求职业卫生设施工作人员检查工人缺勤原因。

第五章　一般规定

第十六条 职业卫生设施一经建立，即应由国家法律或规章指定一个或若干个机关，负责监督其活动并提供咨询。

第十七条 本公约的正式批准书应送请国际劳工组织总干事登记。

第十八条

（一）本公约应仅对批准书已经总干事登记的国际劳工组织会员国有约束力。

（二）本公约应自两会员国的批准书已经总干事登记之日起 12个月后生效。

（三）此后，对于任何会员国，本公约应自其批准书已经登记之日起 12 个月后生效。

第十九条

（一）凡批准本公约的公约国，自本公约初次生效之日起满 10年后得向国际劳工组织总干事通知解约，并请其登记。此项解约通知书自经登记之日起满 1 年后始得生效。

（二）凡批准本公约的会员国，在前项所述 10 年期满后的 1 年内，如未行使本条所规定的解约权利者，即须再遵守 10 年，此后每当 10 年期满，得依本条的规定通知解约。

第二十条

（一）国际劳工组织总干事应将国际劳工组织各会员国所送达的一切批准书和解约通知书的登记情况，通知本组织的全体会员国。

（二）总干事在以所送达的第二份批准书的登记通知本组织的各会员国时，应请本组织各会员国注意本公约开始生效的日期。

第二十一条 国际劳工组织总干事应将他按照以上各条规定所登记的一切批准书和解约通知书的详细情况送请联合国秘书长按《联合国宪章》第 102 条进行登记。

第二十二条 国际劳工局理事会在必要时，应将本公约的实施情况向大会提出报告，并审查应否将本公约的全部或局部修正问题列入大会议程。

第二十三条

1. 如大会制定新公约对本公约作全部或局部的修正时，除新公约另有规定外，应：

a. 在新修正公约生效时，会员国对于新修正公约的批准，不须按照上述第十九条的规定，依法应为对本公约的立即解除。

b. 自新修正公约生效之日起，本公约应即停止接受会员国的批准。

2. 对于已批准本公约而未批准修正公约的会员国，本公约现有的形式及内容，在任何情况下，仍应有效。

第二十四条 本公约的英文本与法文本同等为准。

编号（＿＿＿＿＿＿＿＿）

附录六　女职工生殖健康调查问卷

（本问卷针对已婚女职工）

您好：

　　感谢您参与本次调查，本次调查的目的是为了研究工作环境条件对女性生殖健康的影响，为更好地保护妇女健康提供科学依据。

　　请您如实填写以下信息，在适合的选项前打（√），并在下划线上（＿＿）上填写需要补充说明的内容。我们承诺将严格保护个人隐私，您所提供的所有信息仅用于保护女职工健康的研究。

中国疾病预防控制中心职业卫生所制（2014 年）

一、基本情况

1. 出生日期：＿＿＿＿年＿＿月＿＿日
2. 民族：①汉族□　②满族□　③其他少数民族□（请注明＿＿＿＿＿＿）
3. 文化程度：①小学及以下□　②初中及中专□　③大专□ ④本科□　⑤硕士□　⑥博士及以上□
4. 职级：①初级□　②中级□　③高级□　④其他□（请注明＿＿＿＿＿＿）
5. 工种类别：①管理□　②生产一线□　③后勤服务□　④其他□（请注明＿＿＿＿＿）
6. 目前工作岗位：①＿＿＿＿＿车间□　②＿＿＿＿＿岗位□
7. 您是否有以下不良嗜好？①吸烟□　②酗酒□　③吸毒□ ④熬夜□　⑤其他＿＿＿□

二、职业情况（从目前往前推）

8. 从事本岗位工作工龄_____年

起止时间 （从现在往前推）	所在科室（或车间）/工龄（年）	雇用方式
_____年___月至今		①正式职工□　②合同工□ ③临时工□
_____年___月至_____年___月		①正式职工□　②合同工□ ③临时工□

9. 您每周工作时间____小时：①40 小时以内□　②41~48 小时□　③超过 48 小时□

10. 您的上班形式：①白班□　②轮班□　③其他□（_____）

11. 您是否需要上夜班？①是□　②否□

11.1　如果是，每周上夜班次数：①1 次□　②2 次□　③不确定□

11.2　孕期是否需要上夜班？①7 个月以内上□　②7 个月以上仍需上□　③不上□

12. 您经常加班吗？①经常□　②偶尔□　③不加班□　④孕期无需加班□

13. 您的工作模式：①长时间站立□　②长时间坐位□　③长时间走动□　④定时变换姿势□

14. 您在工作中是否遇到各种不公平现象（"潜规则"）？①是□　②否□　③不确定□

15. 您在工作中是否接触药物？①是□　②否□

15.1　如果是，请问接触哪类药物（可多选）？①抗生素类□　②抗肿瘤药物□　③麻醉剂□　④激素类□　⑤干扰素类□　⑥消毒剂类□　⑦其他□（_____）

15.2　怀孕期间工作中是否接触药物？①是□（参照上题_____）②否□

16. 您在工作中是否接触生物感染因素？①是□　②否□

16.1　如果是，请问是何种（可多选）：①病毒□（名称_____）

②细菌□（名称＿＿＿＿＿）　③虫媒□（名称＿＿＿＿＿）　④其他□（＿＿＿＿＿＿＿＿）

16.2　怀孕期间工作中是否接触上述生物感染因素？①是□（参照上题＿＿＿＿＿）　②否□

17．您在工作中是否接触有毒有害化学物？①是□　②否□

17.1　如果是，请问是何种（可多选）：①重金属□（名称＿＿＿＿）②有机溶剂□（名称＿＿＿＿）　③其他□（＿＿＿＿＿＿＿＿＿＿）

17.2　怀孕期间工作中是否接触上述化学物？①是□（参照上题＿＿＿＿＿）　②否□

18．您在工作中是否接触物理性有害因素？①是□　②否□

18.1　如果是，请问是何种（可多选）：①噪声□　②振动□　③高温□　④电磁辐射□　⑤电离辐射□　⑥其他□（＿＿＿＿＿＿）

18.2　怀孕期间工作中是否接触上述物理因素？①是□（参照上题＿＿＿＿＿）　②否□

19．您是否感觉工作压力很大？①是□　②否□　③一般□

20．您的压力主要来自：①领导□　②同事□　③工作任务重□④医患关系或其他□

21．您对自己的工资薪酬是否满意？①是□　②否□　③一般□

22．您是否感到很疲惫？①是□　②否□　③一般□

23．在岗期间，您是否定期接受健康检查？①是□　②否□

23.1　如果是，体检结果是否发现异常？①是□　②否□

23.2　如果是，请问是什么异常？（＿＿＿＿＿＿＿＿＿＿＿＿＿）

三、月经及妊娠史

24．近半年内月经是否正常？①正常□　②不正常□

24.1　如果不正常，主要表现为：①周期紊乱□　②经量增多□③经量减少□　④常有较多淤血□　⑤痛经□

25．婚后同居未避孕的情况下，几年后才怀孕：①1 年□　②2年□　③3 年以上□（＿＿＿＿年）

26．是否曾因未孕赴医院检查诊治：①是□　②否□

26.1　如果是，医生诊断原因在：①男方□　②女方□　③双方□
④不清楚□

26.2　如为女方原因，原因在：①卵巢□　②输卵管□　③子宫□
④不清楚□　⑤其他□

27．是否有流产史？①是□　②否□

27.1　如果是，流产次数：①1 次□　②2 次□　③3 次及以
上□（＿＿＿次）

27.2　是自然流产还是人工流产？①人工流产□　②自然流产□

28．您是否有妊娠史？①是□　②否□

28.1　如果是，妊娠次数＿＿＿＿次，子女数量＿＿＿个。

29．孕期是否患过妊娠合并症：①先兆流产□　②妊高症□
③贫血□　④剧吐□　⑤其他□（＿＿＿＿＿＿＿）　⑥无□

30．是顺产还是剖腹产？①顺产□　②剖腹产□

30.1　如果是多胎，请问剖腹产胎次：①1 次□　②2 次□　③其
他（＿＿＿＿＿＿）

31．胎儿出生体重：＿＿＿kg（如有多胎，请依次填写＿＿＿＿＿kg，
＿＿＿＿kg，＿＿＿＿kg）

32．子女有无先天异常：①有□　②无□

32.1　如果有，请问何种异常（＿＿＿＿＿＿＿＿＿＿＿＿）

33．有无不良妊娠结局：①死产□　②过期产□　③早产□
④3 个月内流产□　⑤3 个月以上流产□　⑥其他（＿＿＿＿＿＿）

四、个人史及配偶情况

34．您是否曾患过某种严重疾病？①是□　②否□

34.1　如果是，请问曾患什么疾病（＿＿＿＿＿＿＿＿＿＿）

35．家庭成员是否患有某种家族性疾病？：①是□　②否□

35.1　如果是，何种疾病（＿＿＿＿＿＿＿＿＿＿＿）

36．您的结婚年龄：＿＿＿＿岁。

37．配偶目前职业：①医务工作者□　②国家公务员□　③科
研人员□　④IT 业□　⑤工矿企业职工□　⑥其他（＿＿＿＿＿＿）

38．配偶是否吸烟？①不吸烟□　②常吸烟□　③偶尔吸烟□
④已戒烟□

39．配偶是否饮酒？①不饮酒□　②常饮酒□　③偶尔饮酒□
④已戒酒□

40．配偶在工作中是否接触有害因素：①是□　②否□

40.1　如果是，请问接触何种有害因素：（＿＿＿＿＿＿＿＿＿＿）

您的联系方式（手机、QQ 或 E-mail）：＿＿＿＿＿＿＿＿＿＿

填表日期：＿＿＿＿年＿＿月＿＿日

审核员：（＿＿＿＿＿＿＿＿＿＿）

审核日期：＿＿＿＿年＿＿＿月＿＿日